手术室护士手册

主 编 王筱君 孙 阳 郝雪梅

U0364932

中国健康传媒集团
中国医药科技出版社

内容提要

　　手术室护理工作具有专业技术要求高、整体协调性强、应急能力强的特点。本书根据洁净手术室的实际需求和多年临床经验，系统地介绍了与之相关的手术室护士工作职责、手术室规章制度、基础护理技术操作流程、常用仪器设备安全操作规范、突发事件应急预案、职业安全防护等内容。本书内容丰富、结构清晰、实用性强，可作为手术室护理人员培训教材，也可作为手术室护理人员工作指导用书。

图书在版编目（CIP）数据

　　手术室护士手册/王筱君，孙阳，郝雪梅主编.—北京：中国医药科技出版社，2019.2

　　ISBN 978 - 7 - 5214 - 0716 - 7

　　Ⅰ.①手…　Ⅱ.①王…　②孙…　③郝…　Ⅲ.①手术室 - 护理 - 手册　Ⅳ.①R472.3

　　中国版本图书馆 CIP 数据核字（2019）第 019843 号

美术编辑　陈君杞
版式设计　友全图文

出版	**中国健康传媒集团** | 中国医药科技出版社
地址	北京市海淀区文慧园北路甲 22 号
邮编	100082
电话	发行：010 - 62227427　邮购：010 - 62236938
网址	www.cmstp.com
规格	880 × 1230mm $^1/_{32}$
印张	6 $^5/_8$
字数	176 千字
版次	2019 年 2 月第 1 版
印次	2019 年 2 月第 1 次印刷
印刷	三河市百盛印装有限公司
经销	全国各地新华书店
书号	ISBN 978 - 7 - 5214 - 0716 - 7
定价	**28.00 元**

编委会

▌前　言▐

手术室护理具有悠久的历史，伴随着医学模式的转变和近代外科学、麻醉学、解剖学、病理生理学等相关学科的发展，手术室护理也在不断发展和完善。特别是进入 21 世纪以来，科学技术迅猛发展，各种新技术与研究成果转化并应用于医学领域，手术室作为手术治疗和疾病诊断的重要场所，成为各种新技术、新方法集结之地。这对手术室护理工作提出了更高的要求。因此，手术室护理工作需要依靠更加完善的制度和规范化的培训，方可提高手术室护士专业水平，形成一支高效、高质、高水平的专科护理队伍。这就迫切需要一本能够适应新环境、新要求并且能够为手术室护士工作提供各项规章制度依据的参考书。为此，我们组织多位手术室护士长及专业技能扎实、经验丰富的手术室护理专家，以手术室护理实践指南为依据，经过反复研究讨论、实践、修改，历时 1 年完成了本书的编写工作。

本书囊括七大方面内容，分别为手术室护士工作职责、手术室规章制度、手术室基础护理技术操作流程、手术室常用仪器设备安全操作规范、手术室意外事件应急预案、手术室绩效分配管理制度、手术室职业安全防护。

本书所有内容均依据手术室护理实际工作而编写，虽经过各位资深手术室护理专家的反复实践、推敲、修改，但由于手术室工作的差异性，疏漏和不当之处在所难免。欢迎广大读者不吝赐教，在此谨表谢意。

编者
2019 年 1 月

目 录

第一章　手术室护士工作职责

第一节　手术室护士长工作职责

1. 在护理部主任的指导下，负责手术室业务、教学、科研和管理工作。

2. 负责手术室工作计划和质量监控方案的制定、实施、检查和总结。

3. 负责手术室护理人员排班，科学分工，密切配合医生完成手术。督促、检查进入手术室人员认真执行各项规章制度和技术操作常规，严格执行无菌技术、查对制度和交接班制度，预防事故、差错的发生。

4. 指导护理人员做好各种手术配合和抢救工作。

5. 检查督促所属人员做好消毒、灭菌工作，定期进行空气、物品表面及工作人员手部的细菌培养，监测消毒、灭菌效果，预防医院感染。

6. 负责手术室管理，保持各手术间清洁、整齐、肃静和正常工作秩序。

7. 检查督促手术标本的正确留取和送检。

8. 组织业务学习和技术考核，定期进行护理跟班、护理查房和护理安全形势分析，确保护理安全。

9. 负责安排进修、实习护士的培训，组织开展新业务、新技术和科研工作。

10. 动态掌握本室人员的思想、业务能力和工作表现，提出考核、晋升、奖惩和培养使用意见。

11. 负责对外联系、科间协调和接待参观事宜。

第二节　教学护士长工作职责

1. 在护理部主任的指导下，负责手术室业务、教学、科研和管理工作。

2. 负责手术室各类人员（实习护士、新护士、在职护士、进修护士、专科护士）培训及考核方案的制定、实施、检查和总结。

3. 负责手术室实习护士、进修护士、专科护士临床学习期间的排班工作。

4. 根据人员类型安排有相应带教资质的护士进行临床带教，定期检查教学计划的实施，及时给予评价和反馈。

5. 负责手术室带教老师的培训考核工作，协助护理部定期进行护士的临床带教资质认证。

6. 负责手术室囊括多种教学形式（如理论授课、现场教学、情景模拟教学、教学查房、案例讨论、工作坊等）的教学计划的制定并组织实施。

7. 根据需求联系专业人员对本室人员进行新技术、新业务的培训。

8. 及时解决各类人员在临床学习中遇到的问题并给予反馈。

9. 定期组织座谈会，对教学效果进行评价、反馈，负责教学工作的持续质量改进。

10. 负责手术室护士的继续教育和管理工作。

11. 负责组织手术室护理科研工作。

12. 负责组织手术室护理相关教材的编写工作。

第三节　主任（副主任）护师工作职责

主任（副主任）护师为手术室的高级护理管理人员，在护士长的领导下开展以下工作。

1. 负责手术室护理业务、技术、教学和科研的指导工作。

2. 负责检查指导手术室急危重症、疑难手术的护理配合及护理查房。

3. 负责手术室护理人员业务学习计划和进修生、实习生教学计划的制定，参与教材编写并组织授课。

4. 负责指导手术室的教学查房，不断提高护理业务技术水平。

5. 负责新护士、专科护士教学计划的制定、实施、考核、培养工作。

6. 负责手术室护理不良事件、差错、事故的鉴定、总结，提出整改意见，杜绝再次发生。

7. 协助护理部做好主管护师、护师晋职晋级的业务考核工作，承担对高级护理人员的培养工作。

8. 负责组织手术室护理学术讲座和护理个案讨论。

9. 对全院护理队伍的建设、业务技术管理和组织管理提出意见、建议，协助护理部做好专科护理和护理科研工作。

10. 了解国内外手术室专业发展的新方向，负责新业务、新技术的展开，积极引进先进仪器、设备、器械，提高手术室护理整体工作水平。

第四节 主管护师工作职责

主管护师为手术室各手术专科的护理管理人员。

1. 在护士长的领导下、本科主任（副主任）护师的指导下完成工作。

2. 协助护士长进行科室护理管理工作，负责患者围手术期护理工作、护理安全管理工作、公务财产管理工作。

3. 承担手术室急危重、复杂、疑难大手术的配合工作。保证急救药品、仪器、设备、耗材处于完好备用状态，协助科主任、护士长做好抢救工作。

4. 熟练掌握高频电刀、超声刀、自体血液回收机、激光仪、显微镜、腹腔镜、关节镜、达芬奇手术机器人等仪器设备的操作，能够及时排除常见故障。

5. 按照手术室各项规章制度负责手术间的管理工作，包括公物、无菌物品、仪器设备等。

6. 协助护士长对本科室护理人员进行业务技术考核，负责进修生、实习生的临床带教，担任教学工作。

7. 协助护士长组织和主持手术室护理查房，给予低能级护士针对性的业务指导。

8. 对手术室发生的护理不良事件、差错、事故进行上报并分析，提出防范措施并落实。

9. 及时学习、掌握护理先进技术，积极开展新业务、新技术和护理科研，撰写学术论文。

10. 及时完成上级赋予的其他职责。

第五节　护师工作职责

护师为手术室能够胜任各专科手术配合的护理人员。

1. 负责围手术期各项护理工作，包括术前准备、术中配合、术后处理患者的麻醉恢复、转运护送工作。

2. 负责各专科手术配合，正确进行各项护理技术操作，发现问题及时解决。

3. 负责手术中重点环节的安全管理，包括术中清点、术中输血和手术标本的处理等。

4. 参与急危重、复杂、疑难大手术患者的护理配合，能够胜任机器人、心胸外科、关节置换等手术的配合。做好急诊、抢救工作的护理配合。

5. 熟练掌握手术室专业基础知识及各专科常用仪器、设备、器械的使用、清洁和日常维护保养工作。

6. 参加上级护士组织的护理查房，每年完成一次专题讲座。

7. 参加临床教学、实习生带教工作，承担讲课任务。

8. 对手术室发生的护理不良事件、差错、事故进行上报并分析，提出防范措施并落实。

9. 协助护士长及上级护士开展各项新业务、新技术及护理科研工作，及时总结经验，撰写论文。

10. 按要求完成继续教育培训并通过相应考核。

11. 及时完成上级赋予的其他职责。

第六节　护士工作职责

护士是能胜任手术室基础护理工作的注册护士。

1. 在护士长的领导下，上级护师的指导下完成工作，能够胜任各班次护理工作。

2. 承担本科室洗手护士、巡回护士的各项工作，做好手术患者的围手术期护理。

3. 认真执行手术室各项规章制度和技术操作规范，严格执行无菌操作，严防差错、事故的发生。

4. 熟练掌握手术室专业基础知识，按要求做好常用仪器、设备、器械的使用、清洁和日常维护保养工作。

5. 熟练掌握各专科常见手术的护理配合，协助上级护师完成急危重症患者的抢救配合工作。

6. 协助护士长及上级护士开展各项护理科研工作，及时总结经验。

7. 通过各项三基理论、基础护理技术操作、手术室专业基础知识及专科技术操作的考核并达标。

8. 按要求完成继续教育培训。

9. 及时完成上级赋予的其他职责。

第七节　洗手护士工作职责

1. 术前一日查看手术通知单，了解拟实施手术名称、麻醉方式及患者病情，复习手术的相关解剖知识、手术步骤、配合要点并准备特殊用物，做到心中有数，熟练配合。新开展或重大手术，参加术前讨论会，以熟悉手术步骤及特殊准备。

2. 术日提前 15～30 分钟上班，再次检查手术间物品准备是否齐全、正确，必要时请术者确认关键的器械和物品，发现遗漏，及时补充。

3. 工作严谨、细致、责任心强，具有慎独精神。严格落实查对制度和无菌技术操作规程，认真核对无菌器械、敷料包、无菌物品的灭菌标识和有效期。

4. 选择近手术区较宽敞区域铺置无菌器械台，确认周边环境符合无菌技术操作要求。再次检查手术所需无菌器械、敷料包、无菌物品的灭菌标识和有效期。打开无菌器械、敷料包，准备术中用物，消毒指示卡保留至手术结束，以便随时复查。

5. 提前 15～30 分钟进行外科手消毒，整理器械台，物品定位放置。检查手术器械性能及完整性（器械零件是否齐全，关节性能是否良好）。

6. 手术开始前，执行手术物品清点制度，与巡回护士共同清点台上物品。

7. 遵循无菌技术操作原则，协助手术医生进行手术区域的皮肤消毒、铺置无菌单、戴无菌手套。

8. 与巡回护士连接好各种手术仪器设备并监督医生正确、安全使用，如电外科设备、腹腔镜设备、自体血回输设备等。

9. 术中严密注意手术的进展及需要，主动、迅速、正确地传递所需要的器械、物品并做到心中有数，及时收回用过的器械、物品，擦拭血迹，不要堆积于切口周围。

10. 监督手术医生的无菌技术操作，严格执行隔离制度。保持无菌器械台及手术区整洁、干燥、不被污染，如有或疑有污染立即更换。无菌巾一经浸湿，应及时更换或重新加盖无菌巾。

11. 做好标准预防，正确传递锐器，防止发生锐器伤。

12. 负责保管切下的标本，严格执行手术标本管理制度，术毕交手术医生妥善处理，防止遗失。

13. 当关闭体腔或深部组织前、后及缝合皮肤后，与巡回护士分别进行清点、复核，保证与手术前的物品数目相符，严防异物遗留在体腔或组织内。将清点结果告知医生。

14. 手术结束后，协助医生包扎伤口，清洁手术区域皮肤。正确连接各种引流装置。

15. 术毕整理好器械，及时与消毒供应人员交接。如为感染手术，器械、敷料等物品应按有关规定处理。

16. 做好垃圾的分类处理，锐器应放置于锐器盒内。

（附清点物品注意事项：点一项、复述一项、登记一项；手术中途换人，应重新清点，经共同核对无误后，双方签名。）

第八节　巡回护士工作职责

1. 术前一日查看手术通知单，了解患者病情及拟实施手术名称、麻醉方式、手术部位、术中要求、特殊准备及患者相关信息（过敏史、生化检查等），并准备好手术间物品。访视患者，做好术前宣教。必要时参加病例讨论。

2. 患者入室后，主动安慰患者，减轻其心理负担，戴隔离帽，逐项核对患者姓名、科别、性别、年龄、床号、病案号、X线片、手术名称、手术部位（何侧）及手术时间。清点病室带来物品，检查术前医嘱是否执行（重点是药物过敏试验、术前用药、禁食水、备皮、灌肠等情况）。如有遗漏，应报告医生妥善处理。发现患者携带贵重或特殊物品（戒指、项链、义齿及其他钱物等），应取下交有关人员保管。将患者平稳地转移至手术床上。

3. 根据手术及麻醉的需要，选择合适的静脉穿刺部位建立静脉通路。遵医嘱进行输液、用药。负责摆放手术体位，固定肢体。

4. 与麻醉医生、手术医生共同执行《手术安全核查制度》，确保为正确的患者、正确的手术部位实施正确的麻醉与手术。

5. 协助麻醉医生实施麻醉。

6. 与手术医生、麻醉医生共同安置手术体位，实施必要的保护和约束措施，防止患者坠床。做好皮肤护理，防止压力性损伤的发生。

做好保暖工作，防止低体温的发生。

7. 手术开始前，执行手术物品清点制度，与洗手护士共同清点台上物品并详细记录在手术清点记录单上，签名确认。

8. 正确使用高频电刀，将负极板放于肌肉丰厚处（如大腿、臀部）。患者的皮肤不能直接接触手术床的金属部分，防止灼伤。

9. 连接各种仪器电源、吸引器，帮助手术人员穿手术衣，摆踏脚凳，安排手术人员就位，调节灯光，清理污物桶。

10. 严格执行查对制度，给药、输血等操作前须与手术医生或麻醉医生双人核对，术中执行口头医嘱前必须复述确认，防止用错药。重大手术应及时估计术中可能发生的意外，做好应急准备工作，及时配合抢救。

11. 保持手术间安静、有序，手术间门处于关闭状态。监督手术人员的无菌操作、消毒隔离技术、垃圾分类等各项规定的落实。管理参观人员，嘱其不要随意走动或进入非参观手术间。发现参观人员距无菌手术台、器械台 <30cm 或影响手术操作时，应立即纠正。

12. 严密观察患者病情变化，保持输液通畅、体位正确、肢体不受压，定时开放止血带，随时调节室内温度等。必要时帮助术者擦汗。

13. 树立爱伤观念，操作时动作要轻。非全麻患者，应加强言语沟通、安抚患者。

14. 及时供应术中所需物品，添加物品双人清点后及时记录，掉落的物品应集中放置于固定位置，以便清点。

15. 当关闭体腔或深部组织前、后及缝合皮肤后，与洗手护士分别进行清点、复核，保证与手术前的物品数目相符，严防异物遗留在体腔或组织内。及时记录清点结果。

16. 术中更换巡回护士时，需与接班护士共同清点物品数目，交代病情、手术体位、手术物品、皮肤及管路情况、医嘱执行情况及病区随带物品等，并在护理清点单上签名，必要时通知术者。

17. 准确填写各种护理文书，签字确认。特殊情况须在手术清点记录单备注栏详细描述，必要时请主刀医生签字确认。

18. 协助医生包扎伤口，保持患者皮肤清洁、衣物整齐，保护隐私、注意保暖。整理患者身上的管路，确保在位、通畅，整理患者所带物品及病历，将患者安全送出手术室。

19. 负责整理手术间，物归原处，补充所需物品，更换手术床被服。若为特殊感染手术，按有关要求处理。

20. 无洗手护士参与手术时，负责手术器械的整理、交接工作。

21. 执行不良安全上报制度，及时上报与患者安全相关的事件。

第九节　麻醉恢复室护士工作职责

1. 在护士长领导下、麻醉医生指导下，严格遵循麻醉恢复室护理常规完成工作。

2. 负责与手术间护士完成全身麻醉手术患者的交接工作，包括手术名称、液体、血制品、管路、皮肤、伤口、引流、特殊注意事项等。

3. 严密观察患者病情，做好护理记录，密切观察和处理呼吸道问题，熟练掌握吸痰技术，及时准确执行麻醉医生医嘱。

4. 协助麻醉医生评估患者生命体征、神志、肌力等，达到拔管指征后，协助麻醉医生拔除气管插管。出现异常情况及时汇报麻醉医生。

5. 负责麻醉恢复室内常规药品、急救药品、仪器、设备、耗材的管理工作，定期检查、定位放置、定量供应，确保急救相关用物处于完好备用状态。

6. 做好全身麻醉手术患者完全苏醒后的转运交接工作。

7. 负责麻醉恢复室内公务、财务的管理工作，以及相关物品的清洁、消毒、灭菌工作，定期进行空气培养。

8. 积极学习新业务、新技术，不断更新知识，提高技术水平。

9. 负责相关资料的管理及统计工作。

第十节　计价收费、耗材管理护士工作职责

1. 负责所有住院手术患者的择期手术、急诊手术计价收费、账目核对工作。

2. 熟知物价政策和收费标准，收费认真、仔细，避免漏费、多

收、少收、错收现象的发生。

3. 检查所有手术患者术后预约、实际手术方式、计价收费项目是否一致，发现问题及时纠正。

4. 负责指导全科护士计价收费方法并安排专题讲座，确保晚夜间、当日出院手术患者费用及时录入。

5. 协助护士长制定次月耗材预订计划，与医院耗材库相互协调，保证日常工作中的耗材供应。

6. 负责请领并接收一次性耗材、高值耗材，检查无误后入库，遵循医院感染控制管理相关要求摆放到位。

7. 定期清点库房内所有耗材，检查出入库数量及记录。

8. 负责高值耗材出库，及时补充基数，确保手术正常使用。

9. 负责每日费用统计及每月费用累计并上报医疗科。

10. 妥善保管收费单，以备查对。发现问题及时上报科主任、护士长。

第十一节　教学老师工作职责

1. 协助护士长做好手术室管理工作，重点负责临床护理教学工作。

2. 负责实习学生实习期间的手术室排班工作。

3. 负责制定和实施本科室内各类学生的实习计划。

4. 组织并参加具体的教学活动，如：手术室的小讲课、操作示范、案例讨论、学生的临床带教、出科考试、总结评价等。

5. 针对不同的实习学生，安排有带教资格的护士带教，并检查教学计划的实施，及时给予评价和反馈。

6. 关心学生的心理及专业发展，帮助他们尽早适应临床环境，及时发现实习学生的优点及问题并给予反馈。

7. 负责手术室带教护士的培训，与护士长一起对带教护士进行考核。

8. 负责手术室护士的继续教育组织和管理工作。

9. 每年完成任期内教学工作总结。

第十二节　感染控制人员职责

1. 每月提前与细菌室及感染控制科人员联系，准备好咽拭子培养管及空气培养皿，每月定期对手术间环境进行空气培养、物表培养。

2. 每月定期对各类无菌物品进行监测，包括：高温高压灭菌物品、低温等离子灭菌物品、环氧乙烷灭菌物品、一次性使用物品、进行外科手消毒后的手等，严格按照物品培养、手培养操作方法，并将检测报告粘贴于登记本上。

3. 每月定期对各种灭菌器进行生物监测，并将检测报告粘贴于登记本上。

4. 必要时随时实施监测。

5. 若各种检测报告不合格，应立即汇报护士长，以便及时采取有效措施。

第十三节　药品管理人员工作职责

1. 由专人负责管理各层药品柜内的基数药品，设立药品检查登记本。

2. 药品柜随时保持清洁整齐。

3. 根据手术的需要，制定基数，并及时调整药品种类及基数（详见表 1 - 13 - 1，1 - 13 - 2，1 - 13 - 3）。

4. 药品柜内药品按药品名称标识明确，注明各种药物的有效期。

5. 摆放药品时应将内用药品与外用药品分开放置，并按有效期时限的先后及使用频率摆放，有计划使用，定期检查，防止过期和浪费。

6. 领取药品需检查药物的有效期、性状，有问题及时与药房联系。

7. 定期检查药品数量，及时领药，补充基数，避免缺失；检查是否过期，有无破损、变色、浑浊等，并记录检查情况。

8. 缩宫素、肝素等需冷藏的药品应置于冰箱内保存, 定期检查, 避免过期、潮湿。

9. 易被光线破坏的药物应避光保存, 如维生素 C、氨茶碱、硝普钠、肾上腺素等。

表 1 - 13 - 1　药品间药品柜基数药品一览表

序号	药品名称通用名（商品名）	剂量	基数	有效期限（年）
1	盐酸利多卡因注射液	10ml, 400mg/支	100	2
2	盐酸麻黄碱注射液	1ml, 30mg/支	50	3
3	盐酸肾上腺素注射液（付肾）	1ml, 1mg/支	50	2
4	盐酸多巴胺注射液（3 - 羟酪胺）	2ml, 20mg/支	50	2
5	重酒石酸间羟胺注射液（阿拉明）	1ml, 10mg/支	10	2
6	硫酸阿托品注射液	1ml, 0.5mg/支	50	2
7	葡萄糖酸钙注射液	10ml, 1g/支	50	2
8	氯化钙注射液	20ml, 1g/支	5	2
9	氯化钾注射液	10ml, 1g/支	5	2
10	葡萄糖注射液	20ml, 10g/支	5	2
11	呋塞米注射液（速尿）	2ml, 20mg/支	50	2
12	地塞米松磷酸钠注射液	1ml, 5mg/支	50	2
13	酚磺乙胺注射液（止血敏）	2ml, 0.3g/支	10	2
14	维生素 K_1 注射液	1ml, 10mg/支	10	2
15	维生素 B_{12} 注射液	1ml, 0.5mg/支	10	2
16	盐酸异丙嗪注射液	1ml, 25mg/支	10	3
17	盐酸罂粟碱注射液	1ml, 30mg/支	10	3
18	硫酸庆大霉素注射液	2ml, 8 万 U/支	10	3
19	硫酸镁注射液	10ml, 2.5mg/支	5	2
20	氢溴酸东莨菪碱注射液	1ml, 0.3mg/支	10	3
21	亚甲蓝注射液	2ml, 20g/支	10	2

表 1-13-2 手术间基数药品一览表

序号	药品名称通用名（商品名）	剂量	基数	有效期限（年）
1	盐酸肾上腺素注射液	1ml，1mg/支	10	2
2	盐酸麻黄碱注射液	1ml，30mg/支	10	3
3	硫酸阿托品注射液	1ml，0.5mg/支	10	2.5
4	地塞米松磷酸钠注射液	1ml，5mg/支	10	2

表 1-13-3 冰箱内基数药品一览表

序号	药品名称通用名（商品名）	剂量	基数	有效期限（年）
1	肝素钠注射液	2ml，12500单位/支	100	3
2	硝酸甘油注射液	1ml，5mg/支	100	2
3	缩宫素注射液	1ml，5U/支	200	2
4	硫酸鱼精蛋白注射液	5ml，50mg/支	50	3

第十四节 仪器设备管理员工作职责

1. 熟练掌握手术室内各种仪器设备、手术灯及手术床的性能特点及正确的使用方法，常用设备配有使用说明书或操作程序卡。

2. 每月对各种仪器设备及手术床定期维护、检修，做常规保养，维持功能状态，必要时及时与公司联系洽谈维修业务，并申请更换零配件。

3. 每日巡视手术间各仪器使用情况，及时排除使用中的故障，保证手术顺利进行，必要时请专业人员维修，并汇报护士长。

4. 每日巡视各种气体的使用情况，确保手术供应。

5. 详细记录各种仪器设备的使用及维修保养情况。

6. 负责指导、教授护理人员正确使用各种仪器设备。

7. 做好护士长赋予的其他仪器设备保障工作。

第十五节　保洁人员工作职责

1. 在手术室护士长的领导和监督下，完成手术室医疗区、生活区的清洁工作。

2. 按各个区域分工，卫生员负责各自区域的卫生清理工作。各个区域的人员固定，工具不得混用。

3. 严格按照手术室的相关规章制度做好保洁工作。

4. 卫生清洁过程中，手术室的大型仪器、设备不经同意不得私自移动。

5. 每周定期对手术室地面、墙面、室内用物进行彻底大扫除。

6. 每台手术结束后，清洁手术间表面卫生。污染手术后，室内物品及地面应进行彻底清洁与消毒。

7. 全天手术结束后，对所有物体表面进行终末清洁、消毒。在医务人员指导下对仪器、设备等进行终末清洁与消毒。

8. 每周定期清洗手术间回风口过滤网。

9. 不得参与患者的医疗和护理工作。不得传播有关患者隐私各个方面的所见所闻。

（王筱君　孙　阳）

第二章　手术室规章制度

第一节　手术室工作制度

1. 手术室工作人员应具有高度的责任心、丰富的专业知识和较强的应急能力，作风严谨、慎独慎行、反应灵活。

2. 手术室应确保 24 小时有人值班，值班者应严守岗位，随时准备接受紧急手术，不得空岗、缺岗。患者入手术间后需有护理人员陪伴。

3. 进入手术室的工作人员须更换手术室专用洗手衣、裤、鞋、帽，进入洁净区戴好口罩，手术室衣物不得穿出室外，手术患者入手术室应更换清洁的衣裤，并戴好帽子。

4. 严格控制手术室内人员的密度和流量，凡进入手术室的见习和参观人员，应遵守手术室的参观制度并接受手术室人员的指导，在指定的手术间参观学习，非当班人员不得擅自进入手术室。

5. 手术室内的所有物品、仪器、药品等均应分类、定位、整齐放置，专人保管、定期检查、维护保养，以保证使用。用后及时补充、归还原处，严格交接班。手术室的所有物品不得外借。如有特殊情况必须外借时须请示护士长，并有记录，双方签字。

6. 手术室内必须严格划分污染区、清洁区、洁净区，标识明显，保持整齐，卫生工具分区使用。

7. 无菌物品与非无菌物品严格分开放置。一切无菌物品必须存放于无菌包或无菌容器内。

8. 严格医疗垃圾的分类处理，将可回收物与废弃物分别放置。

9. 手术人员操作时必须严格遵守无菌操作规程，如有违反必须立即纠正并采取补救措施。

10. 手术室内应保持肃静，不得大声喧哗、高声喊叫。不得在手术间内谈论与手术无关的事情。

11. 注意保护患者隐私，与患者恰当交流，体现人文关怀。

12. 手术过程中严密观察病情，密切注意手术进展情况，及时供应所需物品。

13. 无菌手术与污染手术、感染手术分开进行，有接台手术时先做无菌手术。

14. 手术结束后护送患者到麻醉恢复室或病房，向当班护士详细交班并在交接班卡上签名。

15. 做好手术间的术后处理工作，一切用物均按清洁、消毒、灭菌的程序处理，感染手术及传染手术患者用过的物品需按规定另行处理。

16. 做好手术登记与切口愈合情况统计工作。

第二节　手术室管理制度

1. 手术室应严格执行消毒隔离制度，杜绝医源性感染的发生。

2. 各类工作人员严格执行无菌技术操作规范，每位工作人员都有责任参与规范的监督。

3. 进入手术室人员必须遵守手术间管理制度，服从相关人员的管理。

4. 进入手术室人员应按手术室着装管理规定着装，并配合相关人员的工作。

5. 手术室门卫管理制度针对所有出入手术室的人员，各类人员均应服从门卫的管理工作。

6. 参观人员应遵守管理制度，在不影响手术的前提下完成参观活动。

7. 各手术科室应遵守择期手术预约制度，配合手术室安排手术。

8. 各科值班医生应按急诊手术管理制度，配合各主班护士及时顺利完成急诊手术。

9. 感染手术应严格按感染手术管理制度，严防交叉感染。

10. 手术室依据层流系统管理制度配合其他相关部门的工作，保证系统的正常运行。

11. 手术室严格执行无菌物品管理制度，各类人员均有责任进行监督。

12. 手术用药由专人按药品管理规定进行管理，其他人员应协助支持相关负责人的工作。

13. 各相关环节工作人员应严格执行病理管理制度，严防差错。

14. 各类人员工作中要严格执行查对制度，防微杜渐。

15. 本室人员严格执行交接班制度，确保工作的连续性。

16. 护理人员应按照术前访视制度，作好围术期护理。

17. 坚持护理查房制度，积极总结、分享经验教训。

18. 护理人员进行护理操作前应告知患者，取得患者的理解和配合。

19. 应对各类突发事件，各主班人员应遵循抢救及特殊事件报告和处理制度。

20. 发生护理安全（缺陷、意外、不良）事件，应遵循护理安全（缺陷、意外、不良）事件主动报告制度进行处理。

21. 发生护理差错事故应遵循护理差错事故登记、报告制度进行处理。

22. 遇有医疗纠纷或事故应遵循医疗纠纷或事故处理程序进行处理。

23. 遇有护理投诉应遵循护理投诉管理制度进行处理。

24. 所有护理文书均按护理文书书写规范书写。

25. 手术室各类护理人员应自觉遵守弹性排班制度。

26. 手术室各类护理人员应遵守本室考勤管理规定。

27. 手术室各类护理人员绩效津贴基于绩效津贴分配制度计算、发放。

28. 后勤工作人员按后勤管理制度开展工作，保证手术所需。

第三节 手术安全核查制度

1. 手术安全核查是由具有执业资质的手术医生、麻醉医生和手术室护士三方（以下简称三方），分别在麻醉实施前、手术开始前和患者离开手术室前，共同对患者身份和手术部位等内容进行核查的工作。

2. 本制度适用于各级各类手术，其他有创操作可参照执行。

3. 手术患者均应佩戴标示有患者身份识别信息的标识以便核查。

4. 手术安全核查由手术医生或麻醉医生主持，三方共同执行并逐项填写《手术安全核查表》。

5. 实施手术安全核查的内容及流程

（1）麻醉实施前：三方按《手术安全核查表》依次核对患者身份（姓名、性别、年龄、病案号）、手术方式、知情同意情况、手术部位与标识、麻醉安全检查、皮肤是否完整、术野皮肤准备、静脉通道建立情况、患者过敏史、抗菌药物皮试结果、术前备血情况、假体、体内植入物、影像学资料等内容。

（2）手术开始前：三方共同核查患者身份（姓名、性别、年龄）、手术方式、手术部位与标识，并确认风险预警等内容。手术物品准备情况的核查由手术室护士执行并向手术医生和麻醉医生报告。

（3）患者离开手术室前：三方共同核查患者身份（姓名、性别、年龄）、实际手术方式，术中用药、输血的核查，清点手术用物，确认手术标本，检查皮肤完整性、动静脉通路、引流管，确认患者去向等内容。

（4）三方确认后分别在《手术安全核查表》上签名。

6. 手术安全核查必须按照上述步骤依次进行，每一步核查无误后方可进行下一步操作，不得提前填写表格。

7. 术中用药、输血的核查：由麻醉医生或手术医生根据术中情况需要下达医嘱并做好相应记录，由手术室护士与麻醉医生共同核查。

8. 住院患者《手术安全核查表》应归入病历中保管，非住院患者《手术安全核查表》由手术室负责保存一年。

9. 手术科室、麻醉科与手术室的负责人是本科室实施手术安全核查制度的第一责任人。

10. 医疗机构相关职能部门应加强对本机构手术安全核查制度实施情况的监督与管理，提出持续改进的措施并加以落实。

第四节　术前访视制度

术前访视是手术室整体护理的组成部分，要求护理人员关注患者围术期全过程。

1. 巡回护士负责于术前一日访视住院患者，有特殊原因不能访视者由同台洗手护士代替，并于次日向巡回护士转告访视情况。

2. 访视内容包括：查看病例，收集相关资料；和患者交流，了解现存的身体和心理问题；术前宣教。

3. 针对患者疑问，在自己的职责范围内做出解释，不能解答的疑问建议患者询问主管医生。

4. 访视过程中发现问题可能影响次日手术时，要及时与主管医生联系，及时解决；未能解决者要通知主班护士或护士长联系、解决。

5. 手术当天早会，访视者对前一日访视情况进行汇报。

6. 术前访视内容

（1）一般资料：姓名、性别、年龄、体重、宗教信仰等。

（2）临床资料：疾病、手术名称、传染指标、血型、过敏史及既往史。

（3）观察患者：身体状况（肢体运动及血管情况）、体型及心理状况。

7. 术前宣教内容

（1）自我介绍。

（2）术前注意禁食、水，勿化妆，取掉饰物、义齿、隐形眼镜等。

（3）介绍手术室环境、条件。

（4）介绍手术、麻醉体位的配合方法及重要性。

第五节 手术室查对制度

一、输血查对制度

（一）取血查对制度

1. 麻醉医生根据术中患者病情及失血情况确定血液制品类型及数量，开具取血单，项目包括：患者姓名、科室、床号、病案号、血型（包括 Rh 因子）、血液种类、血量。

2. 同台巡回护士与麻醉医生及取血护士共同查对上述内容。

3. 巡回护士与输血科联系确认后，取血护士携带病历、取血单及取血箱到输血科取血，每次只能取一名患者的血。

4. 取血护士在输血科与发血者共同查对。

（1）将取血单与发血单核对。

（2）将发血单与血袋标签核对。

（3）核对项目：患者姓名、性别、年龄、科室、床号、病案号、血型（包括 Rh 因子）、交叉配血结果、血袋条形码编号、血液成分、血量、有效期、血液质量、采血日期和血袋密封性。取血者不得擅自更改标签内容。血袋标签如有涂改，须发血人签名。

（4）以上项目核对无误，取血者与发血者分别签名，方可取血。

5. 取血护士取回血液后，与巡回护士、麻醉医生共同核对病历、患者身份信息（腕带）、发血单与血袋标签，无误后取血护士方可离开。

6. 取血注意事项

（1）取血后立即送回，禁止交由其他人将血带回。

（2）取血过程中，注意防震荡，防碰撞，尽量减少晃动。

（3）取血后输注时间要求

①全血、红细胞：离开冰箱后 30 分钟以内输注，4 小时内结束；

②新鲜冰冻血浆及普通冰冻血浆：30 分钟以内输注；

③浓缩血小板和机采血小板：立即输注。

（二）输血查对制度

1. 输血时应由巡回护士与麻醉医生共同核对，无误后方可执行输血操作。内容包括：患者姓名、性别、年龄、科室、床号、病案号、血型（包括 Rh 因子）、交叉配血结果、血袋条形码编号、血液成分、血量、有效期、血液质量、采血日期、输血装置是否完好。

注意事项：核对时，应首先与病历的原始资料核对。

2. 输血完毕应及时将血袋放入 4℃ 冰箱保存 24 小时，以备必要时送检。

二、患者查对制度

（一）查对内容：依据手术通知单和患者病历

1. 患者姓名、性别、床号、年龄、病案号、诊断、手术名称、手术部位、药物过敏史、实验室检查结果、术前用药、备皮、导尿等情况。

2. 了解患者是否禁食、水，是否排净大、小便，是否卸妆，将患者的义齿、义体、义眼、隐形眼镜、发卡以及贵重物品等留在病房。

3. 携带病历、影像学资料、术中用物、药物等。

4. 评估患者全身情况，特别是皮肤情况，了解既往史。

（二）查对时间

1. 手术前一日访视患者时由巡回护士核对。

2. 手术当日，护理员接患者时与手术通知单、病历及病房护士核对。

3. 患者进入手术间之前，巡回护士、麻醉医生与患者及病历核对。

4. 患者进入手术间后，按手术安全核查制度进行三方核查。

三、手术物品查对制度

1. 清点内容：依照物品清点细则，清点手术中无菌台上的所有物品数目及完整性，包括：各种手术器械、纱布、纱巾、纱球、缝针、脑棉、棉签等特殊用物。

2. 清点时机：手术开始前、关闭体腔前、体腔完全关闭后、皮肤完全缝合后。

3. 清点责任人：主刀医生、洗手护士、巡回护士。

4. 清点方法：每次清点时由巡回护士与洗手护士唱点两遍，并由巡回护士在护理记录单上做详细记录。

5. 清点原则

（1）双人逐项清点原则：清点物品时，洗手护士与巡回护士应按顺序逐项清点，没有洗手护士时，由巡回护士与主刀医生负责清点。

（2）同步唱点原则：洗手护士应同时清晰说出清点物品的名称、数目及完整性。

（3）逐项即刻记录原则：每清点一项物品，巡回护士应即刻将物品的名称和数目准确记录于手术护理记录单上。

（4）原位清点原则：第一次清点及术中追加需清点的无菌物品时，洗手护士与巡回护士应即刻清点，无误后方可使用。

6. 清点要求

（1）清点时，巡回护士与洗手护士应对台上每一件物品唱点两遍，准确记录，特别注意特殊器械上的螺丝钉等附属结构是否齐全，确保物品的完整性。如有疑问，应立即重新清点。

（2）手术物品未准确清点记录之前，手术医生不得开始手术。

（3）严禁擅自拿离手术间内的任何清点过的物品，或拿入列在清点项目里的同类物品。

（4）手术中未经洗手护士允许，任何人不得擅自挪用清点过的物品，医生不应自行拿取无菌台上用物，暂时不用的物品应及时交还洗手护士，不得乱丢或堆放在手术区。洗手护士应及时收回暂时不用的器械；监督术者及时将钢丝、克氏针等残端以及剪下的引流管碎片等物品归还，丢弃时应与巡回护士确认。

（5）进入体腔内的纱布类物品，必须有完整的显影标记，术中应保留其原始规格，不得切割或做其他任何改型处理，特殊情况必须剪开时，应及时准确记录。有显影标记的纱布不得覆盖伤口。

（6）手术区域深部填入物品时，主刀医生应及时告知助手及洗手护士，提醒记忆，防止遗留。当切口内需要填充治疗性敷料并带离手术室时，主刀医生、洗手护士、巡回护士应共同确认置入敷料的名称和数目，并记录在手术护理记录单上，以便取出时核对，防止遗落体腔内。

（7）手术过程中增减的物品应及时清点并记录，手术台上掉落的物品，应及时放于固定位置，以便清点。

（8）关闭体腔前，手术医生应先取出体腔内的手术用物，再行清点。

（9）主刀医生应等待护士清点物品并做准确记录后，方可进行下一步手术操作。

（10）若同一个患者需要两个切口入路时，关闭第一切口时必须按常规清点所有物品，清点后的物品应保存在手术间；第二切口开始前必须按规定清点所有物品，方可开始手术。

（11）清点物品时，必须有至少一人为本院取得手术室工作资格的护士，实习学生必须由带教老师清点核对。

（12）手术中，应减少交接环节，若患者病情不稳定、抢救或手术处于紧急时刻、物品交接不清时，不得交接班。交接班时，接班洗手护士、巡回护士应与当台洗手护士、巡回护士就手术所用物品按物品清点细则逐项清点、查对。

（13）清点物品时，如与主刀医生发生意见分歧时，应请示护士长，做出决定。

（14）每台手术结束后，应将清点物品清理出手术间，更换垃圾袋，防止与下一台手术混淆，清点不清。

四、安置体位查对制度

1. 建立静脉通路前，与麻醉医生共同核对手术通知单及病历，根据手术所需体位的不同选择静脉通路。

2. 安置手术体位前，与手术医生共同核对手术部位，检查并评估患者皮肤、软组织完整性。

3. 根据体位安置标准和原则协助医生安置体位，原则如下：

（1）全麻患者应在大腿部用约束带固定，以防坠床，未清醒前不得解开。

（2）保证患者安全舒适，骨隆突处衬软垫，预防压疮。

（3）手术部位要充分暴露，但应避免患者不必要的暴露。

（4）保持呼吸道通畅，呼吸运动不能受限。

（5）大血管、神经不能受压，静脉回流要好，肢体固定要加衬垫，不可过紧。

（6）上肢外展不得超过 90°，以免损伤臂丛神经；下肢保护腓总神经，不可受压；如无必要，不可过分牵引四肢，以防脱位及骨折。

（7）俯卧位时，小腿要垫高，使足尖自然下垂，并注意保护乳房及会阴部，防止受压。

（8）眼睛的保护：防压、防止药液流入、防止眼睑持续不闭合而导致角膜溃疡。

（9）当体位完全符合手术要求时，应再次评估患者肢体位置和皮肤、软组织完整性，并确保各管道在位通畅。

4. 术中每次调整手术床或调整患者体位后，应再次评估患者肢体位置和皮肤、软组织完整性。

5. 术中注意随时检查体位固定是否良好并采取有效防护措施，如发现不良反应发生，及时采取措施，并在护理记录单上注明。

五、物品清点细则

1. 不同类型手术需清点的物品

（1）进入和有可能进入体腔的手术，未进入体腔但切口范围大或手术部位深的手术，所有进入胸腔、腹腔和盆腔的手术，各类腔镜手术，后腹膜入路手术：需清点无菌台上所有物品的数目及完整性，如手术基础器械、腔镜器械、缝针、纱布、纱巾、纱球、一次性物品等。

（2）未进入体腔、切口小或手术部位表浅、内窥镜手术：应包括但不仅限于纱布、纱巾、纱球、缝针、一次性物品等。

2. 手术器械清点记录单（见附表 1）、手术器械（骨科）清点记录单（见附表 2）、腔镜器械清点记录单（见附表 3）。

六、眼科晶体查对制度

1. 患者进入手术间时，要认真核对患者的姓名与病历、晶体处方是否一致。患者的手术名称及左、右眼。

2. 检查晶体处方内容是否齐全。内容包括：患者的姓名，性别，年龄，病案号，晶体的品牌，A常数，直径，度数，左、右眼。

3. 以上内容核对正确后，巡回护士将晶体拿入手术间备用。注意：手术间内只允许放正在手术患者的晶体。

4. 遵医嘱打晶体时，巡回护士应再次核对晶体与晶体处方是否一致，并与台上护士确认，要求医生看到所要的晶体，确认无误后方可打在无菌台上。

5. 取出晶体盒内的不干胶标签贴于晶体处方上，并再次与处方核对，所打的晶体是否正确。

6. 将其条形码标签夹入患者病历中，带回病房。处方上标明晶体价格，与账单一起交于收费计价人员。

第六节　手术室无菌物品管理制度

1. 无菌物品存放区域应专室专用，专人管理，限制无关人员出入。

2. 无菌物品应在洁净区域内存放，一次性无菌物品及高压灭菌后物品分别遵照手术器械、用物及一次性物品循环流程中洁净路程存放、运输。

3. 无菌物品应按顺序存放于阴凉干燥、通风良好的货架上或柜橱内，距地面高于20~25cm以上，距墙壁5cm以上，距天花板50cm以上。

4. 所有无菌包存放时应分类明确，有明确的灭菌标记，保持包装完整，包内物品数量准确。

5. 重复性使用无菌物品高压灭菌时，包装用灭菌指示胶带封闭，不少于3格，打包人签名并标明灭菌日期，敷料包内放置灭菌指示卡。

6. 送环氧乙烷灭菌、低温等离子灭菌的物品应使用符合国家规定的包装纸密封包装，接收灭菌后物品时实行首开箱负责制，专人负责检查灭菌标记、灭菌日期，登记存档。

7. 一次性使用无菌物品须严格按照国家规定采购、运输及存放；接收货物时必须 2 人核对，检查灭菌标记、数量，有无防水防尘外包装且包装完好，并签名。去除外包装后，存放于无菌物品间内。

8. 湿包、落地包、已拆封但未使用的无菌包均应重新包装，灭菌后方可使用。

9. 定期监测灭菌器的灭菌效果，保证重复使用物品的有效性；每日检查物品有效期，每月对所有无菌物品随机抽样监测，监测结果登记存档。

10. 一次性物品使用后，须进行消毒毁形和无害化处理，严禁重复使用和回流市场。

11. 贵重可分割的一次性耗材（如缝线、补片等），严禁分割后重复灭菌使用。

12. 药品管理：严格遵照药品管理制度，定期检查、登记；使用无菌液体现用现配。

13. 各种无菌物品的有效期（室温低于24℃、空气湿度低于70%，换气次数 4～10 次/小时）：

（1）普通棉布材料包装的无菌物品：符合上述环境标准时的有效期为 14 天；不符合上述环境标准时的有效期为 7 天。

（2）高压蒸汽灭菌物品：①医用一次性纸袋包装：30 天；②一次性医用皱纹纸、医用无纺布包装：180 天；③一次性纸塑袋包装：180天；④硬质容器包装：180 天。

（3）环氧乙烷灭菌纸包装：2 年。

（4）安尔碘消毒液开瓶后：7 天。

（5）无菌持物钳罐：4 小时。

（6）外购一次性物品依照各包装上注明的有效期执行。

（7）各种药品依照药品有效期相关规定执行。

第七节　手术室物品安全管理制度

1. 物品的灭菌过程应严格按照卫生部颁发的"消毒技术规范"执

行，并严格监测灭菌效果。

（1）每日做 B - D 试验，检测预真空高压蒸汽灭菌器的工作状况。

（2）每日抽查无菌包是否合格，登记存档。

（3）每月对各类一次性无菌物品抽样监测，细菌培养结果登记存档。

（4）每月对所有灭菌器做生物监测，确保灭菌程序的有效性。

（5）严格管理环氧乙烷灭菌物品流向并实行首开箱负责制，将灭菌标识登记存档。

2. 无菌物品的存放应严格按照卫生部颁发的"消毒技术规范"及无菌物品管理制度中相关规定，分类放置于洁净区的架子、推车或橱柜内，按顺序发放使用。由专人负责定期检查无菌物品的灭菌标识、灭菌日期、有效期、包装的完好性及执行者的签名。护士长及质量控制人员定期检查其工作。

3. 无菌物品的使用应以保持其无菌性和完整性的方式打开、配置和传递。无菌物品应直接由刷手人员取出或安全地放置于无菌区内，无菌物品一经打开必须保持其在视线范围内，确保其无菌性。

4. 清洁物品须保持干净，摆放整齐，每日擦拭消毒。

5. 无菌物品与污染物品的流向应严格区分，污染物品应严格按照国家有关规定分类处理。

6. 药品的安全管理严格执行药品管理制度。

7. 各种灭菌方式灭菌指示标记

（1）灭菌指示胶带

灭菌前：米白色

灭菌后：黑色

（2）压力蒸汽灭菌包内化学指示卡

灭菌前：米白色

灭菌后：黑色

（3）环氧乙烷化学指示卡（EO）

灭菌前：咖啡色

灭菌后：绿色

（4）高温灭菌包装纸袋

灭菌前：蓝色

灭菌后：棕色

（5）环氧乙烷灭菌包装纸袋

灭菌前：粉色

灭菌后：黄色

（6）低温等离子灭菌包装纸袋

灭菌前：红色

灭菌后：黄色

第八节　手术室消毒隔离制度

1. 手术室工作人员必须严格遵守无菌技术操作规范，除参加手术及有关工作人员外，其他人员不得入内。

2. 手术室应严格划分洁净区、清洁区和污染区。入口处的消毒垫应每日更换。拖鞋与私人鞋、外出鞋应分别存放。

3. 进入手术室必须更换手术室专用洗手衣、裤、鞋、帽。不得套穿内衣。外出必须更换外出衣和鞋。

4. 患有上呼吸道感染者及面部、颈部、手部有感染者原则上不可进入手术室，若必须进入时应戴双层口罩，感染处严密封闭，备案登记。

5. 严重或特殊感染手术应在感染手术间内进行，术后及时进行清洁消毒。遇有特殊菌种如破伤风、气性坏疽、铜绿假单胞菌等感染手术时，应尽量缩小污染范围，术后按感染手术后终末处理细则消毒处理。

6. 严格控制参观人数，进手术室见习、参观，必须经科主任、护士长同意。参观手术人员，需遵照参观人员管理制度，主管医生和巡回护士有责任管理。

7. 保持室内肃静整洁，不可大声喧哗，禁止携带私人通讯工具入内，除特殊紧急情况，一律不传私人电话。

8. 一切清洁工作均应湿式打扫。各手术间物体表面及地面每晨用消毒液擦拭。每周手术间彻底清扫消毒一次，每月做细菌培养一次（包括空气和物表）。

9. 为预防交叉感染，在连续施行手术时，应按Ⅰ类（清洁）切口手术—Ⅱ类（清洁—污染）切口手术—Ⅲ类（污染）切口手术—Ⅳ类（污秽—感染）切口手术的顺序进行。

（1）Ⅰ类（清洁）切口手术：指手术未进入感染炎症区，未进入呼吸道、消化道、泌尿生殖道及口咽部位，如颅脑、视觉器官、四肢躯干及不切开空腔脏器的胸、腹部手术切口，以及闭合性创伤手术符合上述条件者。

（2）Ⅱ类（清洁—污染）切口手术：指手术进入呼吸道、消化道、泌尿生殖道及口咽部位，但不伴有明显污染。例如无感染且顺利完成的胆道、胃肠道、阴道、口咽部手术。

（3）Ⅲ类（污染）切口手术：指手术进入急性炎症但未化脓区域；开放性创伤手术；胃肠道内容有明显溢出污染；术中有明显污染者，如开胸心脏按压。

（4）Ⅳ类（污秽—感染）切口手术：指有失活组织的陈旧创伤手术；已有临床感染或脏器穿孔的手术，如各个系统或部位的脓肿切开引流，化脓性腹膜炎等手术切口均属此类。

10. 乙肝表面抗原阳性等血缘性传染手术应安排在当日最后一台手术。如遇特殊情况，后者为无菌手术切口而上一台为沾染或污染手术时，手术间应消毒，关闭自净30分钟后方可使用。

11. 手术室一切器械、物品未经负责人许可，不得外借。以确保手术所需及防止交叉感染。

12. 严重或特殊感染手术确定手术之后，立即和手术室联系，以便及时安排在感染手术间内施行。参加此类手术必须严格遵守感染手术管理制度，确保患者和工作人员安全。

第九节　手术室药品管理制度

1. 手术室应根据医疗需要储备适量的药品，存放于专门的药品储存间，并设有药品柜和急救药品车。

2. 手术室存放的药品应按不同浓度及剂型分类放置，各种药品的摆放顺序按失效期、先领先用的原则，标识清楚。药品储存间室温控制在25℃以内，存放药品的冰箱不得用来存放医务人员私人物品和食物等。

3. 手术室药品应做到固定基数、计划统领、专人负责、定期检查，减少药品浪费，备用药品使用后及时补充；高危药品单独存放，标识醒目、清楚；需要低温保存的药品应置于冰箱内保存。

4. 指定专人每月定期检查药品质量，核实药品基数。如发现药品缺少、过期、变质、标签不清，及时更换并补充，保证药品齐全，质量安全有效。急救车药品定位放置，每次用完及时补充，每日值班人员检查，保证随取随用。

5. 毒、麻精神类药品应置于保险柜内双人双锁保管，一人保管钥匙，一人掌握密码，每班交接。做到专人负责、专册登记、专用账册、专柜加锁、专用处方"五专"管理。使用后保留空安瓿，凭空安瓿和主治医生以上人员开具的红色处方领取补充。

6. 定期清洁、整理药品存储间和急救车。

第十节　手术室输血安全管理制度

一、手术室异体输血安全管理制度

1. 手术室紧急用血必须履行报批或补办报批手续，输入全血或红细胞超过800ml需经科主任签名盖章，报医疗科审批盖章。

2. 决定输血治疗前，经治医生应向患者或其家属说明输同种异体血的不良反应和经血传播疾病的可能性，征得患者及/或家属的同意，并在《输血治疗同意书》上签字，《输血治疗同意书》入病历。无家属签字的无自主意识患者的紧急输血，应报医疗科或主管领导同意、备案，并记入病历。配血、取血及输血须由有资质的护士执行，特殊情况下可由有资质的医生取血。

3. 采集交叉配血试验标本时，须由采集者和核对者持《临床输血申请单》与计算机条形码工作站内患者的信息进行核对，包括患者的姓名、性别、年龄、科室、床号、病案号和诊断，核对无误后，两人分别在《临床输血申请单》及条形码工作站相应位置签字，打印条形码两张，一张贴于抽血试管，一张贴于《临床输血申请单》条形码粘贴处。由采集者持《临床输血申请单》及贴有条形码的试管至患者处，至少同时使用两种身份识别方法进行确认患者身份（如姓名、出生日期、病案号等），正确无误后方可抽血。配血要求：一人一次一管一单一针。

4. 采集血标本时，不得在输入大分子溶液通道中取血，应在另侧肢体血管取血，以防影响血型交叉试验结果。

5. 取发血时必须严格执行双人、双查、双签制度，并携带专用取血箱。取血者与输血科人员双方共同核对以下信息。

（1）受血者姓名、性别、年龄、科室、病案号、血型（包括 Rh 因子）、交叉配血实验结果；

（2）核对血袋标签：献血者条形码编号（血袋号）、血型（包括 Rh 因子）、血液成分、血量、血液失效日期及有效期；

（3）检查血液质量：血袋有无破损、渗漏，血袋内血液有无溶血及凝块。

双方核对正确无误后，在输血科输血报告单取血者一栏签字。

6. 凡血袋有下列情形之一者，一律拒领。

（1）标签破损，字迹不清；

（2）血袋有破损，漏血；

（3）血液中有明显凝块；

（4）血浆呈乳糜状或暗灰色；

（5）血浆中有明显气泡、絮状物或粗大颗粒；

（6）未摇动时血浆层与红细胞的界面不清或交界面上出现溶血。

7. 血液取回手术室后，输注前须由取血护士、巡回护士和麻醉医生共同核对，核对的信息同取血时的信息，核对正确无误后方可输血。

8. 取回的血应立即输注，用符合标准的输血器进行输血。时限要求：①全血、红细胞：离开冰箱后 30 分钟以内输注，4 小时内结束；

②新鲜冰冻血浆及普通冰冻血浆：30 分钟以内输注；③浓缩血小板和机采血小板：立即输注。

9. 输入的血液内不得加入其他药物，如钙剂、酸性或碱性药物、高渗或低渗溶液，以防止血液变质。输血前、后静脉滴注 0.9% 氯化钠注射液冲洗管道，连续输用不同供血者的血液时，两袋血之间用 0.9% 氯化钠注射液冲洗输血器。

10. 输血过程中应掌握先慢后快原则，再根据病情、年龄和失血情况调节输注速度。开始输血时速度宜慢，观察 15 分钟，无不良反应后，将流速调节至要求速度。密切观察输血速度，保持通畅。

11. 用于输注全血、成分血或生物制剂的输血器宜 4 小时更换一次。手术中输入不同组交叉配血的血制品，应更换输血器。

12. 术中大量输血时，建议使用输血加温仪，确保输血安全。术中加压输血时，要确保输血通道的通畅，避免压力过大破坏血液的有形成分。

13. 输血后，严密观察患者有无输血不良反应，如出现输血不良反应及其他异常情况，医务人员应当按照规定妥善处置，并在护理记录单上详细记录。

14. 输血完毕后，将血袋放至 4℃ 冰箱保存 24 小时后方可弃去，并记录。

15. 实习生及卫生员不得独自去输血科取血。

二、手术室回收式自体输血安全管理制度

1. 血液回收必须采用符合标准的设备，使用设备必须无致热源，并含有阻挡对受血者有潜在危险的微粒过滤器，防止空气栓塞。

2. 回收血液必须达到质量标准。血液收集和回输的方法必须安全、无菌和保证收集血液及成分的正确性。

3. 血液在输注前加温不得超过 38℃，需要输注时按输血常规进行输注。

4. 输注过程中严密观察患者有无不良反应（出血倾向、血红蛋白血症、荨麻疹、胸闷、呼吸困难、寒战、发热、充血性心力衰竭、低血压等 DIC），出现异常情况及时处理。

5. 术中回收处理的血液禁止转让给其他患者使用，须在 2 小时内输注完毕，不可带离手术室。输注完毕后，血袋放置于 4℃ 冰箱保留 24 小时后方可毁形弃去。

6. 术中常规回收处理的血液经洗涤操作，其血小板、凝血因子、血浆蛋白等基本丢失，故应根据回收血量补充血小板和凝血因子。

7. 术中快速回收处理的血液未做洗涤时，含大量抗凝剂，应给予相应的拮抗剂。

8. 对回收处理的血液回输时必须使用符合标准的输血器。

9. 回收式自体输血禁忌证

（1）血液离体时间超过 6 小时。

（2）怀疑流出的血液被细菌、粪便、羊水或毒液污染。

（3）怀疑流出的血液含有癌细胞。

（4）流出的血液严重溶血。

第十一节　感染手术管理制度

1. 感染手术应在手术通知单上注明感染种类，特殊感染手术应提前通知手术室护士长（急诊除外），以便合理安排，准备必要物品。

2. 特殊感染手术应在感染手术间实施。

3. 乙肝表面抗原阳性等血源性传染手术应安排在每天常规手术最后一台实施，特殊情况时，手术间须关闭消毒，自净 30 分钟以后方可使用。

4. 设室内外两名巡回护士，严格遵守感染手术处理细则。

5. 各类人员严格无菌操作，避免扩大播散范围。

6. 特殊感染手术后，参与的所有医务人员必须沐浴更衣后方可离开或进入其他手术间。

7. 遇烈性传染病，逐级上报护士长、感染控制科、医务处。

8. 术后处理依据感染手术后终末处理细则实施。

第十二节　急诊手术管理制度

1. 急诊手术应在手术通知单上注明"急"字，提前送至手术室。

2. 手术医生及时与值班护士联系。

3. 必要的实验室检查齐全。

4. 值班护士接到通知后应立即准备好手术所需物品，安排手术间。

5. 接患者后，手术医生应迅速到达手术室。

6. 遇多台急诊手术时，值班护士应协助麻醉医生根据患者轻重缓急情况合理安排手术顺序，必要时汇报护士长总体协调，夜间可通知医院总值班协助解决。

7. 当急诊手术与常规手术发生冲突时，须优先安排急诊手术，发生矛盾时立即上报医务处。

8. 遇危重患者时，手术医生应与护士共同将患者护送至手术室，麻醉医生在手术室接应，以便及时抢救。

9. 遇有重大抢救或特殊病例时，应遵循抢救及特殊事件报告处理制度逐级汇报。

10. 急诊手术谢绝参观。

第十三节　择期手术预约制度

1. 手术科室于手术前一日 10:00AM 以前在手术预约系统中详细填写手术通知单并提交，手术室于 14:00PM 前在手术预约系统中公布手术安排信息，打印并悬挂手术通知单以便浏览。未能及时预约的，原则上不做安排。

2. 手术室医护人员根据手术安排，准备相应的器械、药品、仪器设备等用物。

3. 各科室的手术日及手术间相对固定，各科应按手术日安排手术，非手术日服从护士长的安排，行接台手术，特殊情况时与护士长协商决定。

4. 手术室在安排手术时，应统筹兼顾，尽量满足科室要求。

5. 特殊感染、特殊病情、特殊要求或需特殊器械及物品的手术，应在手术申请条件一栏注明。

6. 手术情况有变更时应及时通知手术室负责人。

第十四节 病理标本处理制度

一、术中快速冰冻标本处理制度

1. 手术医生根据手术情况提前或临时打印"手术中冰冻切片快速病理检查知情同意书及会诊意见"和"病理（冰冻）标本送检单"，并有患者或家属和手术医生的签字。

2. 手术医生根据手术情况取需要送快速冰冻的标本交由洗手护士，并告知其解剖位置。

3. 洗手护士用弯盘接取标本，不得用盐水浸泡，协助巡回护士将标本装于标本袋中，注意无菌操作。

4. 巡回护士将病历中"手术中冰冻切片快速病理检查知情同意书及会诊意见"和"病理（冰冻）标本送检单"取出，核对患者信息，并确认有患者或家属和手术医生的签字。与洗手护士核对冰冻标本名称，将与之相应的"病理（冰冻）标本送检单"条形码剪下并贴于标本袋上。

5. 电话联系外送人员。

6. 核查并确认"手术中冰冻切片快速病理检查知情同意书及会诊意见""病理（冰冻）标本送检单"和标本袋信息一致，交于外送人员。

7. 填写病理（冰冻）登记本（包括日期、科室、患者姓名、病案号、标本名称、数量、交接时间），双方签名。

8. 由外送人员及时送至病理科。

9. 巡回护士在电脑上查看快速冰冻结果并告知手术医生，由手术医生确认无误后决定下一步的手术方案。

二、术中常规病理标本处理制度

1. 手术医生根据手术情况取需要送常规病理检验的标本交由洗手护士，并告知其解剖位置。

2. 洗手护士应将常规病理标本妥善放置于器械台折叠"S"形小手巾下。

（1）常规病理标本放置在弯盘内，不得外露（注意检查是否遗留纱布）。

（2）若常规病理标本过大时，选择合适大小的容器盛放，避免污染器械台。

（3）常规病理标本为小标本时，放置在湿盐水纱布内，分类放置，不得混淆，避免误扔。

3. 手术结束后，洗手护士立即将常规病理标本交予手术医生处理，二人共同核对患者信息和送检病理标本的部位、名称及数量。

4. 巡回护士再次核对患者信息与病理标本信息，提醒主管医生选择规格适宜的标本袋，过大的标本应选择足够大的容器盒。

5. 手术医生经医生工作站填写常规病理标本送检单，并将病理标本条形码贴在病理袋上。如同一患者有多个病理标本，应逐一分装、标识清晰，并在病理标本送检单中对应逐项填写并打印条形码，杜绝一袋一签多个病理标本，严防遗漏。

6. 手术医生在常规病理标本袋中加入10%中性甲醛缓冲液固定标本，以浸没全部病理标本为宜。

7. 手术医生将标本放置于手术室指定的常规病理标本存放处，填写病理（常规）登记本并逐项核对：日期、科室、患者姓名、性别、年龄、病案号、手术名称、送检病理标本名称及数量，签名确认。

8. 手术室指定专人负责将常规病理标本送至病理科，逐项核对常规病理送检单、病理标本、病理（常规）登记本无误后，在病理（常规）登记本上填写交接时间并签名。

9. 手术过程中需做细菌培养、抹片者应事先开好化验单并记录，标本取下后立即送检。

第十五节 病理标本管理制度

1. 无特殊要求，任何人体离体组织一律由洗手护士负责处理，未经术者同意，一律不得遗弃。未经主管医生和洗手护士同意任何人不得将病理标本取走。

2. 手术结束后，由洗手护士、巡回护士、手术医生共同核对病理标本信息，包括日期、科室、患者姓名、性别、年龄、病案号、手术名称、送检病理标本名称及数量，进行标本切割、标记、包装。由手术医生将病理标本拿至患者家属处进行告知并签名确认。

3. 手术医生将病理标本妥善固定（具体要求参照上一节）并放置于手术室指定的常规病理标本存放处，填写病理（常规）登记本并逐项核对：日期、科室、患者姓名、性别、年龄、病案号、手术名称、送检病理标本名称及数量，签名确认。

4. 手术室应设置专用病理标本存放柜，并加锁管理，定期检查、清洁。

5. 病理标本存放时应注意避免多个标本重叠、挤压放置，避免病理标本袋的固定溶液溢出或发生混淆事故。

6. 手术室安排专门的护士负责每日两次（9点、15点）检查、核对病理标本，包括病理标本申请单、病理标本名称及数量、病理标本登记本，确保无误。

7. 手术室需指派专门送检护工每日两次（9点、15点）进行病理标本的送检。手术室护士与送检护工针对病理申请单、病理标本名称及数量、病理标本登记本上的内容逐一进行核对，无误后双方签字确认。送检护工妥善安置病理标本，避免途中遗失或散落。

8. 送检护工需及时将病理标本申请单及病理标本送至病理科，病理科接收员应认真、逐一核对送检病理标本，并签字确认。

9. 节假日手术病理由护理员负责运送，运送前应认真核对，请主管护师核对签字，运至病理科作好核对交接工作。

10. 传染手术的病理标本收集时应注意严密的隔离操作，必要时应贴上醒目的标识提示。

11. 送检护工运送完病理标本后，应及时清洁病理标本送检车。

12. 遇有不合格的离体组织，及时与送检医生联系或带回处理。遇到意外情况，及时上报护士长。

13. 手术室应安排专人负责 10% 中性甲醛缓冲液的管理，避免洒落，污染环境。

第十六节 手术间管理制度

1. 手术准时开始，不得无故拖延。

2. 手术间内保持肃静。谈话仅限与手术有关的内容，严禁大声喧哗。拿取物品动作轻稳，避免噪音。

3. 手术开始后应关闭手术间内外走廊门，尽量减少内门开启次数，以保持手术间正压状态，防止空气对流。

4. 所有参与手术成员必须严格遵守无菌技术操作规范。若违反，经他人指出时应立即纠正，不得争辩。

5. 手术间严格遵守参观人员管理制度。

6. 手术进行中，巡回护士不得擅自离开手术间，如必须暂离手术间时，应告知洗手护士和麻醉医生。

7. 手术医生在进入手术室之前，应妥善安排好病房工作，以免手术中因病房其他工作的干扰而影响手术的顺利进行。

8. 手术标本不得在手术间或洗手间内解剖，应送至病理科进行解剖。病理标本不得擅自拿离手术间，必须由洗手护士负责处理（冰冻除外，由送冰冻者在护理记录单上签全名）。

9. 手术完毕，患者未离开手术间之前，医生、护士不得擅自离开手术间，确保患者安全，严防意外发生。手术医生、护士和麻醉医生共同将患者抬上平车，妥善安置患者各管路，确保在位通畅，注意保暖。

10. 一般感染及特殊感染手术，手术间门上应悬挂标识，所有医护人员应严格按照感染手术管理制度实施手术。

11. 护士依据岗位职责对手术间人员及物品实施管理。

第十七节　手术患者安全管理制度

1. 接送患者时严格遵守患者查对制度。

2. 在接送患者过程中，确保患者温暖、舒适、不被伤害，必要时须麻醉医生及手术医生陪同接送。

3. 严格执行安置体位查对制度，协助医生摆放手术体位，充分保护受压部位，防止神经损伤，必要时使用皮肤保护垫；遇有手术时间过长、瘦弱或慢性消耗患者时，术中应采取局部按摩等方式，避免皮肤长时间受压。

4. 护理人员严格执行手术物品查对制度，认真清点并记录物品数量，杜绝差错事故的发生。

5. 患者在手术室期间，密切观察患者体温变化，有针对性地给予保暖、降温措施。

6. 严格遵守无菌物品管理制度，保证手术中所使用物品的安全性。

7. 术中各类人员严格遵守手术室消毒隔离制度，执行无菌技术操作规范，保证手术的安全性。

8. 严格遵守各项仪器设备使用规范，避免伤害患者。

9. 洗手护士严格管理台上锐器，用后及时收回，避免误伤患者或其他工作人员。

10. 手术室应用的灭菌消毒剂、环境清洁剂、组织保存剂及某些术中使用的细胞毒性治疗剂等必须符合国家有关规定、规范及使用方法，减少患者在细胞毒性物质中的暴露，并按规定进行初步处理，减少细胞毒性物质的播散。

11. 随时注意遮挡患者，保护患者的隐私。

第十八节　手术室环境安全管理制度

1. 手术室的环境规划，应严格按照《医院洁净手术部建筑技术规范》的标准执行，严格划分洁净区、清洁区、污染区，标识清楚。

2. 手术间环境必须保持安静、清洁。

3. 环境安全应由专人定期负责监测。

（1）洁净区空气质量控制

①洁净区空气符合洁净度级别标准。

②空气净化系统技术监测：定期由专门人员负责监测并维护。工作项目包括：空气处理机组、过滤器、加湿器、回风口、送风装置等。

③空气生物监测：由医院感染控制科负责人员每月按国家规定进行生物监测。

④进入手术室的各类人员严格遵守手术室消毒隔离制度，发现问题及时上报医务处，以便及时解决。

（2）地面质量控制

①进出手术室的各类人员应严格遵守手术室着装规定换鞋，保持地面不被污染。

②手术室内不同区域的车辆标识清楚，不可混用。

③各种车辆不得推离手术室，若必须推离，返回时应用消毒液反复擦拭车轮；新进入的车辆须用消毒液彻底清洁车身及车轮。

④保洁人员严格执行清洁工作细则，每日巡视检查。

⑤确保清洁工具质量，按区域严格划分清洁工具。

⑥定期对墩布和地面进行监测，监测结果存档记录，有问题及时上报护士长。

（3）基本设施质量控制

①每日用消毒液擦拭各种基本设施表面，保持清洁。

②保洁人员严格执行清洁工作细则，每日巡视检查。

③确保手术间基本设施处于良好的工作状态，定期维护、保养。

④每日巡视，及时发现环境中存在的问题，及时解决。

第十九节　手术交接班制度

1. 交接班制度是保证医疗护理工作昼夜连续进行的一项重要措施，各班人员必须严肃认真地贯彻执行。

2. 值班人员必须坚守岗位，履行职责，保证 24 小时内各项工作及时、准确地进行。

3. 各班按时交班，值班者必须在交班前完成本班的各项工作，写好交班本，接班者提前 15 分钟到岗，在未完全交接清楚之前，交班者不得离开岗位。

4. 设立交班本，每日主班人员在交班本上详细记录手术变更情况、手术所需特殊用物等与次日手术相关内容，以及患者和本室的特殊情况等，每日早交班会时交接，必要时与当事人口头交班。

5. 交班本书写要求字迹工整、清晰，内容简明扼要，使用医学术语。

6. 手术中交接：如无特殊情况，手术结束前不得更换巡回护士与洗手护士，以免物品清点有误。如必须更换，应遵照以下规定。

（1）不得同时更换原台洗手护士和巡回护士，当手术时间过长或护士身体不适时，可暂时下台休息，等待清点物品清楚后方可离开。

（2）洗手护士应与接班护士仔细清点台上物品，并与护理记录单核对，特殊情况详细说明。

（3）接班的巡回护士应与交班者及洗手护士共同清点台上物品，并与手术清点记录单核对；详细交接手术情况及患者术中用药、皮肤、生命体征变化等情况。

（4）接班后，巡回护士、洗手护士应留去向及联系方式，以便有疑问时及时联系，必要时必须尽快返回，查找遗失物品。

（5）巡回护士与接班护士仔细清点手术间内公物，保证物品齐全，方便取用，防止遗失。

第二十节　手术护理文书书写制度

1. 手术护理文书是病历资料的组成部分，是护理人员对手术患者实施治疗、护理等活动中获得的有关资料进行客观、真实记录的行为，记录内容应当与其他病历资料有机结合，相互统一，避免重复和矛盾。

2. 手术护理文书书写应当遵循客观、真实、准确、及时、完整的原则。记录日期应当使用阿拉伯数字，时间以 24 小时计时，具体到分钟。

3. 手术护理文书必须由本院具有执业资质并注册的护士进行记录并签名，未取得护士执照并注册的新护士、未办理执业地点变更的护士、护理实习生、试用期新护士及进修护士一律不得书写。

4. 书写时应使用蓝黑墨水笔，要求文字工整、字迹清晰、表述准确、语句通顺、标点正确，使用医疗术语，工作人员必须签全名，不得由他人代签。

5. 实施紧急抢救时，医生口头下达临时医嘱，护士须完整复述并经医生确认后方可执行，执行时实施双人核查。因抢救急危重症患者，未能及时书写记录时，抢救结束后应即刻据实补记护理记录。

6. 手术护理文书书写一律禁止涂改。

7. 各级护理管理者应定期对手术护理文书进行质量评价记录。

第二十一节　手术室护理查房制度

1. 手术室每周固定时间组织护理查房，除节假日外，不得间断，由教学护士长主持查房及相关讨论。

2. 教学护士长负责安排查房内容及主讲人员，做到有计划、有重点、专业性强。

3. 查房内容应与临床手术配合密切相关，围绕新手术、新技术、特殊手术、手术护理常规及临床经验总结，能够指导临床围手术期管理，帮助年轻护士、进修及实习人员提高业务水平，解决临床中存在的实际问题。

4. 主讲人员为有一定临床经验的护理人员、各专科手术医生或新引进仪器设备的厂家技术人员，主讲人应广泛查阅相关资料，认真准备，并遵照授课模式准备讲义，必要时请护士长提前试听，以保证讲课质量。

5. 遇有重大及特殊手术时，护士长及手术负责护士应参加各科术前病例讨论，根据手术情况提前作好必要准备，保证手术顺利实施；手术后应组织护理人员分析手术配合体会，指导今后同类手术的配合工作。

6. 教学护士长负责记录参加查房人员，并存档保留教学讲义，未能参加者可借阅。

第二十二节　抢救及特殊事件报告处理制度

1. 发生重大抢救活动及特殊病例的抢救时应及时向护士长及医院有关部门、院领导逐级报告，以便医院掌握情况，协调各方面工作，更好地组织力量进行及时有效的抢救和治疗。

2. 需报告的重大抢救及特殊病例

（1）涉及灾害事故、突发事件所致同时伤亡 6 人及以上的抢救。

（2）知名人士，保健对象，外籍、境外人士的抢救。

（3）本院职工的住院及抢救。

（4）涉及有医疗纠纷或严重并发症患者的医疗及抢救。

（5）特殊及危重病例的医疗及抢救。

（6）大型活动和其他特殊情况中出现的患者。

3. 应报告的内容

（1）灾害事件发生的伤亡人数及分类，伤病亡人员的姓名、年龄、性别，致伤的原因，伤病员的病情，采取的抢救措施等。

（2）大型活动和特殊情况中出现的患者姓名、年龄、性别、诊断、病情及采取的医疗措施等。

（3）特殊病例患者姓名、性别、年龄、诊断、治疗抢救措施、目前情况等。

4. 报告程序及时限

(1) 值班主班人员应立即逐级向护士长、科主任及医院有关部门报告。

(2) 在口头或电话报告的同时,科室、病房应填报书面报告单在24小时内报医务处。

第二十三节 危重症患者抢救制度

1. 患者病情危重,特大、新、复杂手术,或在手术中发生意外(休克、肢体断离、电击伤、大面积烧伤等),均应视为特殊或紧急抢救病例,应积极配合,并认真记录。

2. 手术中突发意外情况,巡回护士要迅速报告护士长或主管人员,协助成立抢救小组,并将急救车、除颤仪等抢救用物尽快到位。

3. 抢救工作中,要服从分配、严守岗位,紧张而有秩序地参与抢救配合。不得松散、慌乱,不得擅离职守。

4. 接到病区电话时,应迅速带好抢救物品和器材,按医嘱到病区或就地做好抢救准备。

5. 抢救用药、输血、输液必须坚持二人核对,抽吸好药液的注射器必须注明药液的名称、剂量、浓度。空安瓿须留下核对。

6. 抢救小组分工明确,在现场最高级别医生的统一指挥下,迅速、及时、有效地进行抢救工作。

7. 抢救小组的具体分工

(1) 最高级别医生统一指挥,手术室护士长负责组织手术室护士分工。

(2) 护士 A 为洗手护士,负责手术台上的工作,未开台时负责记录抢救用药及抢救过程。

(3) 护士 B 为巡回护士,负责配合麻醉,给药,台上物品补充。

(4) 护士 C 负责对外联络,取血,抢救物品及时到位。

(5) 护士 D 负责记录抢救用药及抢救过程。

（6）其他参与护士负责送检化验品等工作。

8. 护士长严格控制手术间的人数，维持好抢救秩序。

9. 日常对抢救物品、药品的补充、检查设专人负责。随时增补，确保基数和性能的优良。

10. 手术中切下的肢体、脏器除留取标本外，其余经家属同意后迅速送太平间处理。

11. 手术室应根据本单位的要求，设立以下常规抢救器械：气管切开器械及各种套管，开胸抢救、骨科肢体固定、脊柱手术等所用的器械、神经外科的专用前开颅、后开颅器械；开腹器械包等。

第二十四节　护理安全（缺陷、意外、不良）事件主动报告制度

1. 护理安全（缺陷、意外、不良）事件定义

医疗护理安全（缺陷、意外、不良）事件是指在临床诊疗和护理活动中以及医院运行过程中，任何可能影响患者的诊疗和护理结果、增加患者的痛苦和负担并可能引发医疗纠纷或医疗事故，以及影响医疗工作的正常运行和医护人员人身安全的因素和事件。

2. 护理安全（缺陷、意外、不良）事件涵盖内容

（1）使用药物错误；

（2）化疗药、高危药物外渗；

（3）各种管路滑脱；

（4）呼吸机意外；

（5）静脉输液意外；

（6）跌倒；

（7）坠床；

（8）误吸；

（9）烫伤；

（10）手术患者/部位识别错误；

（11）患者识别错误；

（12）院内自杀/走失；

（13）分娩意外；

（14）患者约束意外；

（15）标本标识错误；

（16）标本丢失；

（17）患者识别错误；

（18）医疗材料故障；

（19）医疗仪器故障；

（20）其他需要报告的意外事件。

3. 手术室发生护理安全事件后，当事人应立即报告手术医生、麻醉医生积极采取补救措施，以减少或消除因护理安全事件所造成的不良后果。

4. 当事人及时上报科室护士长，造成严重后果的安全事件，科室护士长立即口头报告片区总护士长及科室主任，之后登录护理综合信息系统，6 小时内填写《护理安全事件主动报告单》，报告总护士长，总护士长报告护理部负责专项工作的人员，根据护理安全事件的严重程度逐级向医务部领导及主管副院长报告。未造成不良后果的事件在 72 小时内报告。

5. 带入及术中发生皮肤压力性损伤、输液不良反应、输血不良反应、针刺伤填写各专项报告单，一式两份，科室保留一份。发生皮肤压力性损伤报告片区总护士长，输液不良反应报告药理科，输血不良反应报告输血科，针刺伤及其他感染事件报告感染控制科。

6. 护理质量管理委员会根据事件的性质、是否主动报告、报告的先后顺序以及事件是否得到持续质量改进等方面，给予报告的个人或科室一定的奖惩建议。有意隐瞒，事后经领导或他人发现，将按照情节轻重给予处理。

7. 发生严重不良事件后的各种有关记录及造成安全事件的药品、器械等均应妥善保管，不得擅自涂改、销毁，以备鉴定。

8. 护士长及时组织本科室护理人员进行讨论（护理部相关人员参加），分析导致安全事件发生的原因、性质，并提出切实可行的改进措施。

9. 护理质量管理委员会对发生的护理安全事件，定期组织相关人员进行分析和定性，并制定相关事件的质量持续改进措施。

10. 在严重护理安全事件发生后的一个月内，护理部相关负责人员对科室提出改进措施的落实情况进行督查。

11. 护理隐患科室自行检查并进行《护理隐患登记本》登记，护士长定期组织分析讲评。

第二十五节　护理安全风险防范制度

1. 手术室建立医疗护理事故防范处理的预案、患者安全管理工作措施、职业防护教育措施和实施方案。

2. 手术室建立安全风险管理（皮肤压力性损伤、跌倒、坠床、管道滑脱、突发事件、数目清点不清等）防范措施及处理程序，确保护士人人知晓。

3. 手术室定期组织关于护理差错、事故防范、报告制度及处理程序的学习，确保护士人人知晓。

4. 加强手术室重点护理环节的管理，做好各种安全警示说明。

（1）防止接错患者：特殊手术患者如婴幼儿及高龄、意识不清、精神障碍患者应佩戴特殊腕带标识，患者与腕带信息不符的，请主管医生、病房责任护士及患者家属或陪同人员共同核对患者身份，及时纠正，查对确认无误后方可接入手术间内进行手术。

（2）防止碰伤、摔伤或坠床：接送患者过程中做好患者头部及手足部的保护，上好护栏；将患者转移至平车或手术床上时，确保平车固定牢靠，护士做好床旁协助。

（3）防止手术部位错误：术前查看手术部位标识是否清晰、规范，严格执行手术安全核查制度，认真核对病历、影像学资料。

（4）防止用药、输血错误：用药、输血时严格执行查对制度，药物标识清晰，执行口头医嘱时加强查对。

（5）防止神经功能受损：手术过程中，合理安置体位，使用合适的保护衬垫，避免局部神经长时间受压而影响功能。

（6）防止皮肤压力性损伤：做好术前评估，针对患者病情、手术方式、手术体位、麻醉方式选择合适的皮肤保护措施，避免局部组织或隆突部位长时间受压而诱发皮肤压力性损伤。

（7）防止电灼伤：术中使用电外科设备时，避免患者皮肤直接接触金属物体，按要求选择合适的负极板和功率，避免灼伤患者皮肤。

（8）防止异物遗留：认真执行手术室查对制度，按物品清点细则仔细清点术中用物，防止异物遗留。

（9）防止管道滑脱：手术过程中确保各管道妥善固定、在位、通畅，搬运患者时注意管道的保护，防止滑脱。

（10）防止术中标本存放不当或遗失：手术过程中，切除的病理标本及时做好标识，术后及时将病理标本送至指定地点防止遗失，严格按照技术操作规范存放标本。

5. 科室有安全防火措施，灭火器固定位置摆放，专人管理，专人培训，确保医护人员能熟练使用。

6. 安全通道无杂物堆放，钥匙在指定位置摆放或始终保持门禁系统处于良好使用状态。

7. 手术室内工作人员生活区禁止吸烟、饮酒、使用酒精炉及大功率电器。

第二十六节　护理差错、事故报告制度

1. 建立差错、事故登记本。

2. 发生差错、事故后，要积极采取补救措施，以减少或消除由于差错、事故造成的不良后果。

3. 当事人应立即向护士长及护理部上报发生差错、事故的经过、原因、后果并登记。

4. 发生严重差错或事故的各种有关记录、检验报告及造成事故的药品、物品、器械等均应妥善保管，不得擅自涂改、销毁，以备鉴定。

5. 差错、事故发生后，按其性质与情节，分别组织本科护理人员进行讨论，以提高认识、吸取教训、改进工作，并确定事故性质，提出处理意见。

6. 发生差错、事故后，如不按规定主动报告，有意隐瞒，事后经领导或他人发现，须按情节轻重给予处理。

第二十七节　护理投诉管理制度

1. 凡是医疗护理工作中，因服务态度、服务质量及自身原因或技术而发生的护理工作缺陷，引起的患者或家属不满，并以书面或口头方式反映到护士长、护理部的意见，均为护理投诉。

2. 护士长认真倾听投诉者意见，耐心安抚投诉者。

3. 科室应认真核对事情经过，分析事发原因、总结经验、接受教训，制定整改措施。

4. 根据事件情节严重程度，给予当事人相应的处罚。

（1）给予当事人批评教育。

（2）当事人认真做书面检查，并在科护士长处备案。

（3）必要时向投诉患者诚意赔礼道歉，取得患者的谅解。

（4）根据情节严重程度扣发绩效奖金或调离岗位。

第二十八节　手术室器械外借制度

1. 手术室器械仅限在院内使用，一律不得借往院外。

2. 器械借出必须通过各班主班护士或护士长同意。

3. 实行首借负责制，借出者负责追回器械。

4. 外借器械时，借物者应在借物登记本上完整填写日期、科室、患者姓名、器械名称、主管医生姓名、借物者姓名、借出者姓名。

5. 借物者应与借出者核对灭菌标记和敷料的完好性，器械运送和使用不当造成的灭菌失效一律由借物者负责。

6. 借出器械均要求及时归还，有特殊原因未归还者借出者负责交班。

7. 借物者归还时要通知主班护士或护士长，和借出者或主班护士按借物登记本上的器械清单核对数目和完好性，并在借物登记本上签字。如有误由借物者负责赔偿。

8. 各主班护士负责检查借物登记本，未归还者，要通知借出者追回。护士长定期抽查。

9. 借物登记本定位放置。

第二十九节　手术室各类人员使用制度

1. 护士长应由具有良好的政治思想素质、组织管理能力、责任意识及一定临床管理经验的人员担任。

2. 教学老师应取得大专以上学历，并具有教学能力、科研能力及一定的管理能力。

3. 带教老师应具有良好的专业素质并有一定的临床经验及带教意识和能力。

4. 专科护士应由主管护师或工作 5 年以上的护师承担，具有较强的责任心、较高的业务水平及一定的管理能力。

5. 巡回护士必须是持有护士执照的本室人员，新护士在取得护士执照之前，不得独立承担巡回护士工作，只能在巡回护士的监督下做洗手护士。

6. 洗手护士可由以下各类人员承担。

（1）本室各级别护士。

（2）新护士：需按手术室新护士培养计划，由指定老师带教，经考核合格后方可独立承担。

（3）实习护士：须在手术室工作 2 周以上（熟悉手术室工作及环境），在本室洗手护士的带领下完成，不能独立承担。

（4）进修生：需遵循手术室进修生培养计划。

7. 器械室负责人、消毒员、仪器设备维修员及仓库保管员等护理人员须由手术室正式职工担任；消毒员必须持有上岗证。

8. 护理员：必须经过护士长集体面试后方可试用，严格培训，考核合格后方可雇用，雇用期间持续接受指导、教育、监督、检查。

9. 保洁员：由后勤处指定的保洁公司管理人员负责教育及管理，护士长协助监督、指导。

第三十节 参观手术管理制度

1. 预定参观手术人员名单于手术前一日在手术通知单上注明，人数不得超过 2~4 人/手术间。

2. 入室遵守手术室各项管理制度。

3. 麻醉完毕后方可进入手术间，手术换台时离开手术间，到医生休息室等候。

4. 严格遵守无菌技术管理制度，站立于合适的脚凳上，距无菌区应保持在 30cm 以外。

5. 禁止在手术间内来回走动，只限在本手术间内参观，不得进入其他手术间。

6. 严格控制每个手术间参观人数（2~4 人/间），主管医生和巡回护士有责任管理。

7. 预定参观人员较多时，应在送通知单时与手术室联系，以便特别安排实习及见习同学等。

8. 外院参观手术者，提前一日与医务处或护理部联系。征得麻醉科主任和手术室护士长及手术者同意后方可参观。

9. 患者亲友一律谢绝参观手术。

第三十一节 新护士岗前培训考核制度

1. 护士长和教学老师负责制定新护士岗前培训计划及实施方案。

2. 通过岗前培训、考核，使新入职护士快速熟悉手术室布局、分区、工作流程、工作特点及主要工作职责、相关制度。

3. 岗前培训时间为期 2 个月，第 1 个月为全脱产理论学习，第 2 个月为半脱产理论＋实践学习。

4. 半脱产学习期间采取集中授课和一对一带教相结合的方式，做到重点突出，正规带教。

5. 每周集中考核专科理论知识一次，专科技能操作遵循平时带教与集中示范带教交替进行的原则，即时考核，期满合格者，方可承担手术室护士工作。

6. 任何人不得无故缺席新护士岗前培训，未通过培训考核者不得进入手术间工作。

第三十二节　在职护士继续教育管理制度

1. 护士长和教学老师负责制定、安排全年教学课程。

2. 按教学计划，针对不同培训对象（高级职称、中级职称、初级职称）组织领导安排院内、院外业务学习。

3. 护士长和教学老师每月组织一次大讲课，每周组织一次专科业务学习，定期进行业务考试。

4. 继续教育学分手册由护士长或教学老师按听课内容统一填写并管理。

5. 每季度最后一周总结学分，每年 12 月总结全年学分，送至护理部核实盖章。

6. 继续教育学分手册作为护理人员规范化培训的考核手册，考核结果作为绩效考核和评选先进的依据。考评内容包括医德医风、临床实践、业务能力等共同科目外，不同职称等级还须考评以下内容：

（1）副主任护师：教学能力（院级教学），科研能力，院内、院外学术活动等。

（2）主管护师：教学能力（专科护士带教），科研能力，院内、院外学术活动等。

（3）护师：教学能力（实习生带教）、科研能力、院内学术活动等。

（4）护士：院内学术活动等。

7. 继续教育学分授予具体办法参照本院规定执行。

第三十三节　进修护士管理制度

一、进修护士管理办法

1. 护理部每年分春秋两次招收进修生，一般情况下逾期不予补办手续。如有特殊情况临时接收进修生，必须由进修生提出申请，护理部审核并征求接收科室意见后，考虑录用。

2. 进修生来院报到后，由护理部统一安排入院教育，其中包括医院概况、工作制度、护士素质、医德医风、进修管理要求以及学习安排等。

3. 由接收单位按计划对进修生进行业务培训，考核及考勤工作。

4. 进修生应遵守如下要求。

（1）按本院要求着装，仪表端庄，整洁大方，佩戴贴有本人照片的进修生工作名牌。上班不化浓妆，不佩戴首饰。

（2）注重加强自身素质培养，讲文明懂礼貌，尊重患者，团结同事，接受所在科室护士长的领导，服从教学老师的安排。

（3）进修生应以主人翁的态度认真参加科室的临床工作。在工作中努力学习，积极参加护理部及各科组织的教学活动，如讲课、病例讨论、护理查房、考试鉴定等，不断提高自己的理论及技术操作水平。

（4）严格遵守劳动纪律，进修期间一律不安排探亲假、事假，除急诊外，病假需有医院保健医生证明。

（5）遵守医院及所在科室的工作制度和各项护理操作常规、岗位职责等。

（6）进修生来院后凡不遵守以上要求，经批评教育仍不改者，由科室提出意见，护理部核实批准可终止进修，退回原单位。

（7）进修结束后，由进修生本人完成进修生总结表，所在科室签署意见并进行专业技术考核。考核合格者颁发进修结业证书。

（8）进修生总结表由护理部签字盖章后寄回进修生原单位。

二、进修生的业务学习安排

1. 科室根据进修生的条件，进修期限制定培养计划并认真落实。

2. 第一个月：熟悉本院工作环境、制度、岗位职责及操作规程等。

3. 第二至五个月：熟悉基础及各专科护理理论及操作技术。

4. 第六个月：重点进行考核、总结、鉴定工作，并完成进修生结业式。

三、发放进修生结业证书的规定

半年进修结束后，考试或考核合格者颁发结业证书。属下列情况者不发证书。

（1）进修期间，因责任心不强出现重大差错或医疗事故，服务态度差，造成恶劣影响，劳动纪律松懈，无故旷工以及道德品质不好者，不发结业证书。

（2）进修期间有因特殊情况请假但逾期不归超过三天或进修半年病假超过两周者，不发结业证书。

（3）业务水平差，进修期满不能完成学习要求和不能胜任现职工作者不发结业证书。

第三十四节　层流系统管理制度

1. 手术室层流系统监测指标（表2-34-1、表2-34-2）。

表2-34-1　洁净手术间主要技术指标

名称	最小静压（Pa）		换气次数（次/h）	手术区工作面高度截面平均风速(m/s)	自净时间（min）	温度（℃）	相对湿度（%RH）	最小新风量		噪声dB（A）
	程度	对相邻低级别洁净室						（m³/h.人）	（次/h）	
特别洁净手术室	++	+8	/	0.25~0.30	≤15	22~25	40~60	60	6	≤52
标准洁净手术间	++	+8	30~36	/	≤25	22~25	40~60	60	6	≤50
一般洁净手术间	+	+5	18~22	/	≤30	22~25	35~60	60	4	≤50

$$L_{送} = L_{回} + L_{排} + L_{漏}$$

表 2 - 34 - 2 洁净手术室的等级标准

手术室名称	空气洁净度级别		沉降（浮游）细菌最大平均浓度		表面最大染菌密度
	手术区	周边区	手术区	周边区	
特别洁净手术室	100 级	1000 级	0.2 个/30min. φ90 皿（5 个/m³）	0.4 个/30min. φ90 皿（5 个/m³）	5 个/cm²
标准洁净手术室	1000 级	10000 级	0.75 个/30min. φ90 皿（25 个/m³）	1.5 个/30min. φ90 皿（5 个/m³）	5 个/cm²
一般洁净手术室	10000 级	100000 级	2 个/30min. φ90 皿（75 个/m³）	4 个/30min. φ90 皿（150 个/m³）	5 个/cm²

2. 层流系统监测结果上报程序

（1）每月由各职责部门以书面形式向医务处汇报监测结果。

（2）由医务处向主管医疗院长汇报。

（3）手术室协助各职责部门做好以上工作，并执行医务处的指令。

3. 责任分工

（1）技术监测：必须由专业技术人员完成。

①每日对基础运行指标进行核查并记录：温度、湿度、新风量、回风口状况等。

②每月对主要技术指标进行检测（监测内容见表 2 - 34 - 1），并以书面形式上报医务处。

③每年应请国家级资质单位进行全面的检测，并出示正式报告。

（2）生物监测：由感染控制科人员完成。

（3）回风口过滤网表面清洁：由行政处分派的固定清洁人员完成，并监测质量。

（4）手术间管理：手术室负责完成。

①控制人员数量。

②严格管理各类人员着装。

③严格管理进出手术室的车辆和物品。

③发现任何异常情况，随时向医务处汇报，内容包括医疗、人员、

设备、水电、层流系统等。

4. 最终决策权：凡任何原因引起的停用或启用手术室问题均由主管医疗的院长决定。

第三十五节　仪器设备使用管理制度

1. 在医院的统一管理下，手术室内使用的各仪器设备须贴有三码。

（1）医学工程科：设备档案编码、计量编码；

（2）仪器设备厂家：检定日期、有效日期条码。

2. 任何外来仪器设备未经允许不得进入手术室使用或试用。

3. 建立仪器设备管理档案，及时出入库。

4. 报废设备须经相关部门认证后，及时填写报废单，统一将报废物品回收，取消登记信息。对随机带来的全部资料如使用说明书、操作手册和电路图等装袋集中保管，便于查询维修。

5. 定期组织人员培训，熟练掌握仪器设备性能、使用原理、操作步骤、清洁、消毒灭菌和保养方法。

6. 仪器设备使用管理应遵循以下原则。

（1）五防：防尘、防潮、防腐、防高温、防震。

（2）四有：有专人保管、有操作规程、有维修保养记录、有使用登记。

（3）三定：定人使用（确认使用资格）、定位放置、定期保养。

（4）两严：严格操作规程、严格交接制度。

（5）一高：使用率高（保养和协调）。

第三十六节　手术室门卫管理制度

1. 设专职人员，24小时值班，严格管理各类人员进出手术室，除本室人员及手术相关人员外，其他人不得随意进入手术室。

2. 手术相关人员必须为手术表中排定的手术者及参观手术人员，

入室时凭本人名牌换取更衣柜钥匙、刷手服、拖鞋，出室时将刷手服、拖鞋放于指定位置，凭更衣柜钥匙换回名牌。

3. 厂家工作人员需进入手术间指导器械使用时，必须持有院方盖章的申请单方可进入，门卫管理人员将申请单存档保留。

4. 外院来参观学习者须经麻醉科主任或护士长同意后方可进入，门卫管理人员负责登记。

5. 门卫管理人员应监督所有进入人员正确着装，严格遵守更衣室进出流程。

6. 门卫管理人员应及时接待来访者，态度和蔼。

7. 非当日手术人员应在晚 22:00 前离开手术室，禁止留宿。

8. 业余时间禁止各类人员进入手术室洗澡。

第三十七节 麻醉恢复室管理制度

1. 按相关规定合理配置麻醉恢复室人员、仪器设备及药品。

2. 严格遵守出入室标准，按流程转入和转出患者，做好交接工作。

3. 患者入室后，立即按麻醉恢复室护理常规执行护理操作，遵医嘱给予各项监护措施。

4. 密切观察患者生命体征、神志、肌力等，达到拔管指征后，协助麻醉医生拔除气管插管。出现异常情况及时汇报麻醉医生。

5. 熟练掌握麻醉恢复期患者常见并发症及处理措施，发生紧急情况，立即启动应急预案。

6. 安排专人定期检查、维护麻醉恢复室内常规药品、急救药品、仪器、设备、耗材，严格遵守急救药品、耗材、仪器设备管理的五定原则，确保急救相关用物处于完好备用状态。

7. 做好全身麻醉手术患者完全苏醒后的转运交接工作。

6. 做好麻醉恢复室内公务、财务的管理工作，以及相关物品的清洁、消毒、灭菌工作，定期进行空气培养，控制院内感染的发生。

7. 护士长定期组织麻醉恢复室护士培训，学习新业务、新技术，不断更新知识，提高技术水平。

第三十八节　手术室垃圾分类处置管理制度

1. 手术室每日产生的垃圾主要由非感染性垃圾和医疗废物两大类构成。非感染性垃圾包括生活垃圾和手术区非感染性垃圾；医疗废物包含感染性废物、损伤性废物、病理性废物、药物性废物、化学性废物。手术室医护人员应严格按要求将垃圾分类放置、分类处理。

2. 非感染性垃圾的分类处理

（1）生活垃圾：主要为办公垃圾，工作人员使用的一次性口罩、帽子及一些生活垃圾，放入黑色垃圾袋内由保洁人员送到医院指定地点统一处理。

（2）手术区非感染性垃圾：主要为手术过程中产生的未被患者体液及血液污染的一次性用品外包装、药品包装盒、输液袋（普通患者使用后去除输液管、针头部分，且输注液体内未添加其他药物），属于可回收垃圾。手术间内放置专用垃圾桶，套黑色垃圾袋和蓝色垃圾袋。黑色垃圾袋内放置一次性用品外包装、药品包装盒，蓝色垃圾袋内放置输液袋，装满后或手术结束后扎口运出手术间，按生活垃圾处理。

3. 医疗废物的分类处理

（1）感染性废物：包含所有被患者血液、体液、分泌物、排泄物污染的物品（不包括布类手术铺巾）。手术间内放置专用垃圾桶，套防渗漏单层黄色垃圾袋，装3/4满后用塑料封条扎紧，放于手术间外走廊，由专人统一回收、处理。特殊感染性、传染性和疑似传染性废物须放入双层黄色垃圾袋内，扎紧袋口，袋外用红色记号笔注明"传染"，放于传染手术处理间内待专人回收处理。术中冲洗液、吸引瓶内的废液需倒入医疗废液专用下水道排入医院污水处理系统处理。

（2）损伤性废物：包含各种针头、手术刀片、缝针、取皮刀、穿刺针、玻璃安瓿、克氏针等利器。根据利器大小选择合适型号的锐器盒，待装3/4满或手术结束后封闭盖口待专人统一回收处理。

（3）病理性废物：包括手术产生的不送病理学检验的废弃人体组

织、器官等。病理性废物应放入黄色垃圾袋内、贴上标签由医院统一回收处理。手术后产生的废弃离体组织，须在《离体组织登记本》上详细记录日期、手术时间、患者姓名、病案号、手术名称、离体组织部位、数量、交接时间，由巡回护士、患者家属、太平间工作人员三方核对无误后，签名确认，装入黄色垃圾袋内密封保存，交由太平间工作人员统一焚烧处理。

（4）药物性废物：包含过期、淘汰、变质或者被污染的废弃的药品。毒、麻、精神类药品须由药剂科统一回收处理，其余药物性废物由科室毁形处理。

（5）化学性废物：包含过期、变质或被污染的废弃的化学消毒液、3%过氧化氢溶液等。须将其倒入医疗废液专用下水道排入医院污水处理系统处理。

4. 手术室内医疗废物严禁与非感染性垃圾混放，应固定时间、固定地点由专人按指定路线进行收集、交接处置。手术室应安排专人与医院专职收集人员交接医疗废物的数量、重量，在《医疗废物转运登记本》详细记录后，双方签名确认。

5. 手术室工作人员必须重视并加强对医疗废物的管理，尽量减少废物产生量，特别是需要焚烧的医疗废物的数量和含水量，降低医疗废物处置费用。

6. 医疗废物转交后，保洁员须及时对暂时贮存点、设施进行清洁、消毒。

7. 医疗废物包装物或容器外表面被感染性废物污染时，应增加一层包装。

第三十九节　手术室值班管理制度

1. 值班室是值班人员临时休息的场所，需保持安静、整洁，其他人员不得在此聚集、闲谈、会客及娱乐，以免影响值班人员休息。

2. 保持室内空气新鲜，起床后开窗通风，进入值班室人员离开时应整理床铺、清理卫生，创造良好的休息环境。

3. 值班人员必须按时到位，坚守岗位，不得迟到、早退、擅离职守。禁止在值班室内打牌、下棋、吸烟、喝酒、吃东西、做饭。

4. 加强安全风险防范意识，值班室内不得存放大额现金和贵重物品，不得堆放私人物品。

5. 值班期间不得留宿非本室工作人员。

6. 值班室内电话必须保证 24 小时通畅，不得私自插拔电话线。

7. 爱护公物，个人原因造成公物损坏的应照价赔偿。

8. 加强用电安全，不得私接大功率用电器。

第四十节　手术室绩效考评管理制度

1. 手术室护理绩效考评的目的是为了全面提高手术室护理服务质量，为患者提供安全、优质、满意的护理服务。

2. 手术室护理绩效考评应依据公平、公开、公正的原则，充分体现多劳多得、优劳优酬，全面调动护士的工作积极性。

3. 手术室护理绩效考评由以护士长为首的护理质量控制小组负责，严肃认真，不得徇私舞弊。

4. 护理质量控制小组每月从护理工作量、工作质量、患者满意度等方面对护士进行综合考评。

5. 每月末将考评结果汇总，针对问题，制定改进措施。

6. 制定奖惩制度，根据考评结果，给予相应的奖励、惩罚。

（郝雪梅　朱玲玲　史朔铜）

第三章 手术室基础护理技术操作流程

第一节 外科手消毒操作流程

外科手消毒是指医务人员在外科手术前用肥皂（液）或抗菌皂（液）和流动水洗手，再用手消毒剂清除或杀灭手部暂居菌、常居菌的过程。洗手消毒是预防手术切口感染的重要环节。

1. 操作准备

（1）佩戴专用帽子和口罩，头发不可外露，口罩必须遮住口鼻，鼻夹与鼻相适应。

（2）洗手衣下襟披进裤内，防止因衣着宽大影响消毒隔离，将袖口挽至肘上 10cm 以上。

（3）摘去手表及手部饰物，指甲平整光滑，不可超过指尖，不应佩戴人工指甲或涂指甲油。

（4）选择环境宽敞明亮，配备有非接触式自来水龙头和齐腰高的水槽，流动水应达到 GB5749 规定的区域。

（5）准备洗手液、外科手消毒液、清洁干纸巾、纸巾收纳筐或干燥设备，并检查洗手液及外科手消毒液有效期，使其呈备用状态。

2. 操作方法

（1）洗手

①用流动水湿润双手、前臂和上臂下 1/3，取适量抗菌洗手液于掌心，按七步洗手法（见下文）充分清洗双手、前臂和上臂下 1/3，并认真揉搓。清洁双手及肘部时，应注意清洁指甲下的污垢及手部和肘部皮肤的褶皱处。

②流动水冲洗双手、前臂和上臂下 1/3，从手指到肘部，沿一个方向用流动水冲洗手和手臂。不可在水中来回移动手臂。

③重复步骤①②内容。

④使用清洁干纸巾擦干双手、前臂和上臂下 1/3。

（2）外科免刷手消毒：涂抹免冲洗外科手消毒液。

①取适量的手消毒液按七步洗手法涂抹双手，将剩余手消毒液旋转揉搓前臂和上臂下 1/3。

②取适量的手消毒液重复步骤①内容。

③取适量的手消毒液按七步洗手法涂抹双手，揉搓至干燥。手消毒液的取液量、揉搓时间及使用方法应遵循产品的使用说明。

七步洗手法 第一步：洗手掌 流水湿润双手，涂抹洗手液，掌心相对，手指并拢互相揉搓；第二步：洗背侧指缝 手心对手背沿指缝相互揉搓，双手交换进行；第三步：洗掌侧指缝 掌心相对，双手交叉沿指缝互相揉搓；第四步：洗指背 弯曲各手指关节，握空心拳把指背放在另一手掌心旋转揉搓，双手交换进行；第五步：洗拇指一手握另一手大拇指旋转揉搓，双手交换进行；第六步：洗指尖 弯曲手指关节，把指尖合拢在另一手掌心旋转揉搓，双手交换进行；第七步：洗手腕，揉搓手腕，双手交换进行。

3. 操作评价 见表 3-1-1。

表 3-1-1 外科手消毒评价标准

项目	考核要点	总分	评分等级				得分
			A	B	C	D	
准备	1. 检查所备物品齐全，洗手液、手消毒液在有效期内	11	3	2	1	0	
	2. 按手术室要求着装整齐，穿洗手衣裤，上衣下摆塞进裤腰，袖管卷至肘上 10cm 以上，袖口、领口内衣无外漏，去掉戒指及手表		3	2	1	0	
	3. 正确佩戴帽子、口罩，帽子遮住全发，口罩遮住口鼻。鼻夹与鼻相适应		3	2	1	0	
	4. 手部无破损，修剪指甲，前端平甲缘，剔除指缝污垢		2	1	0	0	

项目	考核要点	总分	评分等级				得分
			A	B	C	D	
工作流程	1. 洗手：流动水湿润双手、前臂和上臂下 1/3，取皂液均匀涂抹双手		2	1	0	0	
	2.（内）掌心相对，手指并拢，相互揉搓，至少来回 10 次。		2	1	0	0	
	3.（外）手心对手背沿指缝相互揉搓，至少来回 10 次，交换进行		2	1	0	0	
	4.（夹）掌心相对，双手交叉指缝相互揉搓，至少来回 10 次		2	1	0	0	
	5.（弓）弯曲手指使关节在另一手掌心旋转揉搓，至少来回 10 次，交换进行		2	1	0	0	
	6.（大）一手握另一手大拇指选择揉搓，至少来回 10 次，交换进行		2	1	0	0	
	7.（立）将一手五指指尖并拢放在另一手掌心旋转揉搓，至少来回 10 次，交换进行	60	2	1	0	0	
	8.（腕）揉搓手腕，至少来回 10 次，交换进行		2	1	0	0	
	9. 螺旋式上升揉搓整个前臂，两侧在同一平面交替上升不得回搓		2	1	0	0	
	10. 螺旋式上升揉搓上臂下 1/3，两侧在同一平面交替上升不得回搓		2	1	0	0	
	11. 流动水彻底冲洗，指尖朝上，肘部放低，水由指尖流向肘部，不得倒流，避免溅湿衣裤		2	1	0	0	
	12. 重复步骤 1～11		11	8	4	0	
	13. 干手：用清洁干纸巾擦干双手、前臂和上臂下 1/3		1	0	0	0	
	15. 按七步洗手法涂抹双手、前臂和上臂下 1/3，方法同 2～10，重复 2 遍，消毒高度应稍低于清洁高度		18	9	4	0	
	16. 取适量的手消毒液按七步洗手法涂抹双手，揉搓至干燥		7	5	3	0	

项目	考核要点	总分	评分等级				得分
			A	B	C	D	
无菌观念	1. 程序分明，动作熟练，无菌观念强	24	10	5	1	0	
	2. 手消毒液的取液量、揉搓时间及使用方法遵循产品的使用说明。涂抹免冲洗外科手消毒液至消毒液完全蒸发干时间：3 分钟		6	3	1	0	
	3. 消毒后双手置于胸前，手臂不得下垂。		5	3	1	0	
	4. 戴无菌手套前避免污染双手		3	2	1	0	
理论	答题正确得 5 分，基本正确得 3 分，不正确不得分	5	5	3	1	0	
总分		100					

4. 注意事项

（1）医护人员手部皮肤应无破损。

（2）冲洗双手时，避免水溅湿衣裤。

（3）在整个过程中双手应保持位于胸前，并保持手指朝上高于肘部，将双手悬空举在胸前，使水由指尖流向肘部，避免倒流而致污染。

（4）清洁双手时，应注意清洁指甲下的污垢和手部皮肤的皱褶处。

（5）戴无菌手套前，避免污染双手。

（6）摘除外科手套前后应清洁洗手。

（7）外科手消毒剂开启后应标明日期、时间，易挥发的醇类产品开瓶后的使用期不得超过 30 天，不易挥发的产品开瓶后使用期不得超过 60 天。

（8）若连续进行第二次手术或手术中手套破损怀疑手被污染，应立即重新外科洗手和外科手消毒。

第二节　穿、脱无菌手术衣操作流程

任何一种外科手消毒方法，都不能完全消灭皮肤深处的细菌，这些细菌在手术过程中逐渐移行到皮肤表面并迅速繁殖生长，故外科手消毒之后必须穿上无菌手术衣，戴上无菌手套，方可进行手术。常用的手术衣有两种式样：一种是对开式手术衣，另一种是折叠式手术衣。它们的穿法不同，无菌范围也不相同。此处以折叠式手术衣为例。

1. 操作准备

（1）着装整洁规范，符合手术室要求〔同外科手消毒操作前准备（1）~（3）〕。

（2）准备无菌持物钳，按要求打开手术衣敷料包于器械车上。

（3）按要求进行外科手消毒。

2. 操作方法

（1）拿取无菌手术衣，选择较宽敞处站立，面向无菌器械车。

（2）抓住手术衣的衣领，与肩平齐，上下展开，开口对外，远离胸前及手术台和其他人员。

（3）沿着衣领找到衣领两边缘端，轻抖手术衣，直到看到手术衣内袖口。

（4）将手术衣整体向上轻掷10cm，顺势将双手和前臂伸入衣袖内，并向前平行伸展。

（5）由巡回护士在穿衣者背后抓住衣领内面，协助将袖口后拉，洗手护士手不可露出袖口。

（6）巡回护士系好领口的一对系带及左页背部与右侧腋下的一对系带。

（7）洗手护士按要求无接触式戴手套。

（8）洗手护士解开腰间活结，将右页腰带递给台上其他手术人员或交由巡回护士用无菌持物钳夹取，巡回护士旋转至洗手护士左侧，将衣带交与洗手护士，于腰前打结系紧，使手术衣右页遮盖左页。

（9）巡回护士待洗手护士系好前腰带后整理手术衣的衣领及下摆，使手术衣覆盖严密、平整。

（10）手术结束，脱无菌手术衣时，洗手护士解开腰间系带，由巡回护士协助解开衣领及背部系带，左手抓右肩手术衣外面，自上拉下手术衣衣襟，将衣袖外翻。同法拉下左肩，手术衣脱下后弃于污衣袋内，再脱手套。

3. 操作评价 见表3-2-1。

表3-2-1 穿、脱无菌手术衣评价标准

项目	扣分标准	总分	扣分				得分
			A	B	C	D	
准备	1. 按手术室要求着装，洗手，戴口罩，精神饱满，报告声音洪亮	10	5	3	1	0	
	2. 备齐用物，放置合理		5	3	1	0	
工作流程	1. 外科手消毒后进入相应手术间，取无菌手术衣，面向无菌手术台后退一步，双手提起衣领两端，向前上方抖开，使得手术衣内面朝向操作者，将手术衣向上轻抛的同时顺势将双手和前臂伸入衣袖内，并向前平行伸展	55	15	8	4	0	
	2. 由巡回护士在穿衣者背后抓住衣领内面，协助将袖口后拉，洗手护士手不可露出袖口		5	3	1	0	
	3. 巡回护士系好领口的一对系带及左页背部与右侧腋下的一对系带		6	3	1	0	
	4. 洗手护士按要求无接触式戴手套		2	1	0	0	
	5. 洗手护士解开腰间活结，将右页腰带递给台上其他手术人员或交由巡回护士用无菌持物钳夹取，巡回护士旋转至洗手护士左侧，将衣带交与洗手护士，于腰前打结系紧，使手术衣右页遮盖左页		10	5	1	0	
	6. 巡回护士待洗手护士系好前腰带后应整理手术衣的衣领及下摆，使手术衣覆盖严密、平整		5	2	1	0	
	7. 手术结束，脱无菌手术衣时，洗手护士解开腰间系带，由巡回护士协助解开衣领及背部系带，左手抓右肩手术衣外面，自上拉下手术衣衣襟，将衣袖外翻。同法拉下左肩，手术衣脱下后弃于污衣袋内，再脱手套		10	5	1	0	
	8. 整理用物		2	1	0	0	

续表

项目	扣分标准	总分	扣分				得分
			A	B	C	D	
无菌操作	1. 程序分明，动作熟练，无菌观念强	30	15	8	4	0	
	2. 穿无菌手术衣人员必须戴好手套后，方可解开腰间活结或接取腰带，未戴手套的手不能触及手术衣衣领下的任何部分		5	3	1	0	
	3. 穿手术衣后，手术操作人员的无菌范围在胸前，不高过肩，不低过腰，双手不可交叉放于腋下		5	3	1	0	
	4. 脱手术衣时保护手臂及洗手衣裤不被手术衣外面所污染		5	3	1	0	
理论	答题正确得5分，基本正确得3分，不正确不得分	5	5	3	1	0	
总分		100					

4. 注意事项

（1）穿手术衣前，保证双手、前臂和上臂下 1/3 的无菌状态，当发生疑似污染时，应立即重新进行外科手消毒。

（2）穿无菌手术衣必须在相应手术间进行。

（3）取无菌手术衣时应一次整体拿起，传递腰带时，不能与协助穿衣人员相接触。

（4）穿无菌手术衣时应注意手术衣不可触及非无菌区域，如有质疑应立即更换。

（5）有破损的无菌手术衣或可疑污染时，应立即更换。

（6）巡回护士协助穿手术衣时不能触及穿衣者刷过手的手臂及手术衣外面。

（7）穿无菌手术衣人员必须戴好手套后，方可解开腰间活结或接取腰带，未戴手套的手不能触及手术衣衣领下的任何部分。

（8）穿好无菌手术衣后，双手半伸置于胸前，避免触碰周围的人和物。

（9）无菌手术衣的无菌区范围是肩以下、腰以上及两侧腋前线之间。

第三节　无接触式戴、脱无菌手套操作流程

无接触式戴无菌手套是指手术人员在穿无菌手术衣时手不露出袖口独自完成或由他人协助完成戴手套的方法。

1. 操作准备

（1）着装整洁规范，符合手术室要求［同外科手消毒操作前准备（1）～（3）］。

（2）准备无菌持物钳及合适型号无菌手套，并检查无菌手套有效期及包装是否完整无破损、无潮湿。

（3）将无菌手套打开，用无菌持物钳夹持放于打开的无菌器械车上。

（4）按要求进行外科手消毒，并穿无菌手术衣，双手不可露出袖口。

2. 操作方法

（1）双手隔衣袖将手套内层包装打开，使手套指尖与身体相对。

（2）右手隔衣袖取对侧手套，使右手大拇指与左侧手套大拇指相对，翻转手腕，手心朝上，使手套指尖朝向前臂，拇指相对反折边与袖口平齐。

（3）左手隔衣袖抓住手套边缘并将之翻转包裹手及袖口，右手顺势前伸，五指张开，迅速伸入手套内。

（4）同法戴手套的右手协助戴左手手套。

（5）双手调整衣袖及手套至舒适。

（6）手术结束，按要求脱下手术衣后，戴手套的右手插入左手手套外面反折边翻转脱去手套，然后左手拇指伸入右手鱼际肌之间，向下翻转脱去右手手套。

3. 操作评价 见表 3 - 3 - 1。

表 3 - 3 - 1 无接触式戴、脱无菌手套评价标准

项目	扣分标准	总分	扣分				得分
			A	B	C	D	
准备	1. 按手术室要求着装，洗手，戴口罩，精神饱满，报告声音洪亮	10	5	3	1	0	
	2. 备齐用物，放置合理		5	3	1	0	
工作流程	1. 按要求进行外科手消毒，并穿无菌手术衣，双手不可露出袖口	55	5	3	1	0	
	2. 双手隔衣袖将手套内层包装打开，使手套指尖与身体相对		5	3	1	0	
	3. 右手隔衣袖取对侧手套，使右手大拇指与左侧手套大拇指相对		5	3	1	0	
	4. 翻转手腕，手心朝上，使手套指尖朝向前臂，拇指相对反折边与袖口平齐		5	3	1	0	
	5. 左手隔衣袖抓住手套边缘并将之翻转包裹手及袖口		6	3	1	0	
	6. 右手顺势前伸，五指张开，迅速伸入手套内		6	3	1	0	
	7. 同法戴手套的右手协助戴左手手套		10	5	1	0	
	8. 双手调整衣袖及手套至舒适		5	3	1	0	
	9. 手术结束，按要求脱下手术衣后，戴手套的右手插入左手手套外面反折边翻转脱去手套，然后左手拇指伸入右手鱼际肌之间，向下翻转脱去右手套		6	3	1	0	
	10. 整理用物		2	1	0	0	
无菌操作	1. 程序分明，动作熟练，无菌观念强	30	15	8	4	0	
	2. 双手始终不能露于衣袖外，所有操作双手均在衣袖内		5	3	1	0	
	3. 已戴手套的手不能触及手套内面，未戴手套的手不可触及手套外面		5	3	1	0	
	4. 脱手套时注意清洁手不被手套外侧面污染		5	2	1	0	
理论	答题正确得 5 分，基本正确得 3 分，不正确不得分	5	5	3	1	0	
总分		100					

4. 注意事项

1. 手套如有破损或污染，应立即更换。

2. 双手始终不能露于衣袖外，所有操作双手均在衣袖内。

3. 向近心端拉衣袖时用力不可过猛，袖口拉到拇指关节处即可。

4. 无接触式戴手套时，将反折边的手套口翻转过来包裹住袖口，不可将腕部暴露。

5. 已戴手套的手不能触及手套内面，未戴手套的手不可触及手套外面。

6. 感染、骨科等手术时手术人员应戴双层手套，有条件内层为彩色手套。

7. 穿无菌手术衣、戴无菌手套后，手术前手臂应保持在胸前，高不过肩，低不过腰，双手不能交叉放于腋下。

8. 脱手套时注意清洁手不被手套外侧面污染。

第四节　铺置无菌器械台操作流程

使用无菌单建立无菌区域，形成无菌屏障，防止无菌手术器械及敷料再污染，最大限度地减少微生物由非无菌区域转移至无菌区域；同时可以加强手术器械的管理，提高手术配合质量。

1. 操作准备

（1）着装整洁规范，符合手术室要求［同外科手消毒操作前准备（1）～（3）］。

（2）根据手术性质及范围，选择合适器械车。

（3）置无菌器械车于靠近手术区较宽敞的区域。

（4）准备无菌包、无菌持物钳、无菌溶液及手术所需一次性无菌物品。

（5）将无菌包置于器械车中央，检查无菌包名称、灭菌日期、外包装化学指示物、外包布是否潮湿、破损。

2. 操作方法

（1）按七步洗手法洗手，戴无菌口罩。

（2）检查无菌持物钳（灭菌日期、外包装化学指示物、外包布完整性）。按无菌技术要求打开。

（3）徒手打开无菌包外层包布，先展开左右两侧，再展开近身侧，最后展开对侧。

（4）用无菌持物钳打开内层包布（顺序同外层包布），检查包内指示卡。

（5）检查无菌液体名称、浓度、剂量、有效期、使用方法、瓶口有无松动、瓶体有无裂缝、液体质量有无浑浊、沉淀、变质。按无菌技术原则倒无菌液体于无菌容器内，注意无菌溶液不可溅出浸湿无菌台面。未用完的无菌液体应注明开瓶日期及时间，有效期为4小时。

（6）打开一次性无菌物品外包装，用无菌持物钳夹持无菌物品，放于无菌器械台上。将无菌器械台置于无人走动的位置。

（7）洗手护士外科手消毒后，穿无菌手术衣，无接触戴无菌手套，将无菌器械台面按器械物品使用顺序分类进行摆放。

3. 操作评价 见表3-4-1。

表3-4-1 铺置无菌器械台评价标准

项目	扣分标准	总分	评分等级				得分
			A	B	C	D	
准备	1. 按手术室要求着装，洗手，戴口罩，精神饱满，报告声音洪亮	20	3	2	1	0	
	2. 清洁器械车，按要求选择无菌包		3	2	1	0	
	3. 物品齐全（少一件扣一分）		6	4	1	0	
	4. 摆放位置正确（器械车放于手术间合适位置，距离墙面至少50cm以上，无菌包置于器械车台面中央位置，器械包正放，敷料包斜放）		8	5	2	0	

续表

项目	扣分标准	总分	评分等级				得分
			A	B	C	D	
工作流程	1. 打开镊子罐持物钳方法正确	40	5	3	1	0	
	2. 查包布是否完整、干燥，有无破损，检查名称、灭菌日期和包外3M胶带		5	3	1	0	
	3. 用手依次打开器械包、敷料包的第一层，方法正确		3	2	1	0	
	4. 取、放无菌持物钳方法正确，钳端保持向下，放下时需咬合		3	2	1	0	
	5. 用持物钳按顺序打开敷料包及器械包第二层，四周下垂至少30cm，检查包内消毒指示卡		6	3	1	0	
	6. 将器械包内的碗盘摆放于规范位置		6	3	1	0	
	7. 取用溶液前检查液体名称、质量、有效期，瓶口有无松动、瓶体有无裂缝		5	3	1	0	
	8. 倒无菌溶液方法正确		5	3	1	0	
	9. 倒无菌溶液前冲瓶口、不外滴、不外溅		2	1	0	0	
无菌操作	1. 程序分明，操作熟练规范，无菌观念强，取放无菌物品无污染	35	20	10	5	0	
	2. 无菌台上放置的无菌物品不可超出器械台边缘以外，未消毒的手臂不得横跨无菌区		5	3	1	0	
	3. 移动无菌台时，洗手护士不可手握边栏或接触台缘平面以下区域，巡回不可触及下垂的包布		5	3	1	0	
	4. 无菌物品无失效、破损及潮湿，污染后更换		5	3	1	0	
理论	答题正确得5分，基本正确得3分，不正确不得分	5	5	3	1	0	
总分		100					

4. 注意事项

（1）洗手护士穿无菌手术衣、戴无菌手套后方可进行器械台的整理。未穿无菌衣及未戴无菌手套者，不得跨越无菌区及接触无菌台内无菌物品。

（2）无菌器械台的台面为无菌，无菌单应下垂台缘于 30cm 以上，手术器械物品不可超出台缘。

（3）保持无菌器械台及手术区整洁、干燥。无菌巾如果浸湿，应立即更换或重新加盖无菌单。

（4）移动无菌器械台时，洗手护士不能接触台缘平面以下，巡回护士不可触及下垂的手术布单。

（5）无菌操作时保证环境清洁，操作区域相对宽阔，不能在人员频繁走动或浮尘飞扬的环境中操作。

第五节　手术器械传递操作流程

手术器械是保证手术顺利进行的关键条件之一，也是手术室的重要组成部分。能够对手术器械进行正确的传递，力度适当，可以起到提醒术者的作用，传递至术者手中的位置准确，术者接过即可使用，是手术室护士必备的基础技能之一。

1. 操作准备

（1）着装整洁规范，符合手术室要求［同外科手消毒操作前准备（1）~（3）］。

（2）外科手消毒后，穿无菌手术衣，无接触戴无菌手套。

2. 操作方法

（1）手术刀传递法

①采用弯盘进行无接触式传递法，水平传递给术者，防止职业暴露。

②采用徒手传递法：手持刀背，刀刃面向下，尖端向后呈水平传递。

（2）剪刀传递法：右手握住剪刀的中部，弯侧背向掌心，利用手腕部运动，适力将环柄拍打在术者掌心上。

（3）血管钳传递法

①单手传递法：右手握住止血钳前 1/3 处，弯侧向掌心，通过腕部的适当力量将环柄部拍打在术者掌心上。

②双手传递法：同时递两把器械时，双手交叉同时传递，递对侧器械的手在上，同侧的手在下，不可从术者的肩或背后传递。

（4）持针器传递法：右手捏住持针器的中部，传递时要避免术者将持针器和缝线同时握住，缝针的尖端朝向手心、针弧朝背、缝线搭在手背上。

（5）镊子传递法

①握镊子尖端、闭合开口、直立式传递；

②急时，可用拇指、示指、中指握镊尾部，合力关闭镊端，术者持住镊的中部。

（6）拉钩传递：先用盐水沾湿，握住前端，将柄平行传递。

（7）咬骨钳传递法：枪状握轴部传递；双关节握头传递。

（8）锤、凿传递法

①左手握凿端，柄递给术者左手；

②右手握锤，手柄水平递术者右手。

3. 操作评价　见表 3 - 5 - 1。

表 3 - 5 - 1　手术器械传递

项目	扣分标准	总分	评分等级				得分
			A	B	C	D	
准备	1. 按手术室要求着装，洗手，戴口罩，精神饱满，报告声音洪亮	13	3	2	1	0	
	2. 外科手消毒后，穿无菌手术衣，无接触戴无菌手套方法正确。		5	3	1	0	
	3. 整理手术器械台，按要求摆放手术器械，检查器械完整性		5	3	1	0	
工作流程	1. 手术刀传递方法正确	54	6	4	1	0	
	2. 剪刀传递方法正确		6	4	1	0	
	3. 血管钳传递方法正确		6	4	1	0	
	4. 持针器传递方法正确		6	4	1	0	
	5. 镊子传递方法正确		6	4	1	0	

续表

项目	扣分标准	总分	评分等级				得分
			A	B	C	D	
工作流程	6. 拉勾传递方法正确		6	4	1	0	
	7. 咬骨钳传递方法正确		6	4	1	0	
	8. 锤、凿传递方法正确		6	4	1	0	
	9. 器械带线时缝线绕到手背，术者接器械时未抓住缝线		6	4	1		
无菌操作	1. 程序分明，操作熟练规范，无菌观念强，无菌台上放置的手术器械未超出器械台边缘以外，未从医生肩后或背后传递器械	28	15	10	5	0	
	2. 器械传递力度适度，传递过程中无污染		5	3	1	0	
	3. 及时收回用过的手术器械，检查其完整性，擦拭血迹		5	3	1		
	4. 未造成锐器伤		3	2	1	0	
理论	答题正确得 5 分，基本正确得 3 分，不正确不得分	5	5	3	1	0	
总分		100					

4. 注意事项

（1）传递器械前、后应检查器械的完整性，防止缺失部分遗留在手术部位。

（2）传递器械应做到稳、准、轻、快，用力适度，以达到提高术者注意力为限。

（3）传递器械的方式应准确，以术者接过后无须调整方向即可使用为宜。

（4）传递锐利器械时，建议采用无接触传递方法，如果徒手传递，应注意刃口向下，防止自伤及他伤。

（5）传递拉钩前应用盐水浸湿。

（6）向对侧或跨越式传递器械，禁止从医生肩后或背后传递。

（7）传递带线器械，应将缝线绕到手背，以免术者接器械时抓住缝线影响操作。

（8）及时清除手术视野周围不用的器械，避免器械堆积掉到地上。

第六节　静脉留置针输液法操作流程

静脉留置针输液法是通过穿刺针使套管进入静脉，将无菌溶液或药液直接滴入静脉内的一种方法。静脉留置针在体内一般可以留置72～96小时，一定程度上减轻患者反复穿刺的痛苦，也减少了护理人员的工作负担，能随时保持静脉的通路，方便用药及抢救。

1. 操作准备

（1）着装整洁规范，符合手术室要求，洗手，戴口罩。

（2）用物准备：医嘱单、输液溶液、静脉留置针、无菌透明敷料、2%碘酒、75%乙醇溶液、棉签、输液器、三通连接管、止血带、垫巾、支臂板。

2. 操作方法

（1）检查所有物品均在有效期，包装无破损，可以正常使用。

（2）打开液体包装，检查瓶口有无松动及液体质量（将液体上下摇动2次，对光检查有无浑浊、沉淀及絮状物，挤压液体有无漏液）。

（3）打开液体瓶盖并消毒瓶口（以螺旋式动作从中心向外旋转涂擦，一遍2%碘酒两遍75%乙醇溶液消毒，蘸棉签要求无外滴、无倒置、无污染）。

（4）打开三通和输液器包装，连接液体，调整三通开关，连接三通。

（5）挂液体于吊杆上，排气（茂菲氏滴壶内液面高度为1/2～2/3）对光检查输液管内气体是否排尽。

（6）将静脉留置针、无菌透明敷料和皮肤消毒盒（止血带、棉签）备齐至麻醉准备车上，推至手术床旁。

（7）患者入室后核对其信息及解释输液目的。

（8）安装支臂板。

（9）铺垫巾于穿刺侧手臂下方，系止血带（距离穿刺点上方10～15cm），选择合适的血管（穿刺部位皮肤完整，血管弹性良好，无红肿，无硬结），松止血带。

（10）再次排气，对光检查输液管内气体是否排尽。

（11）消毒皮肤，范围 8～10cm（要求：以穿刺点为中心，2% 碘酒消毒待干后，再用 75% 乙醇溶液棉签脱碘 2 次，棉签消毒要有止点），打开静脉留置针、无菌透明敷料包装，系止血带选择合适穿刺部位，嘱患者握拳，反向提问核对患者姓名，请其配合。

（12）进行静脉留置针穿刺（以左手拇指压住静脉使其固定，右手持套管针，针头斜面向上，与皮肤呈 15°～30°角，由静脉上方或侧方刺入皮下，见回血后降低穿刺角度顺行刺入约 0.2～0.5cm），确保外套管进到静脉内，右手回撤针芯，左手拇指与示指将外套管全部送入血管，松止血带，嘱患者松拳，左手按住套管顶端，右手拔出套管针芯，去掉三通帽连接至套管，松开滴速调节器，贴无菌透明敷料（纵行贴敷，连接处位于贴膜中心点），于贴膜边缘处粘贴写好穿刺日期及时间的标识。

（13）调节滴速（成人 40～60 滴/分钟，儿童 20～40 滴/分钟，年老体弱者、婴幼儿、心肺疾病患者输入宜慢）。

（14）收止血带、垫巾，整理用物，向患者交代注意事项。

（15）分类处理用物，洗手。

3. 操作评价　见表 3-6-1。

表 3-6-1　静脉留置针输液法评价标准

项目	扣分标准	总分	评分等级				得分
			A	B	C	D	
准备	1. 按手术室要求着装，洗手，戴口罩，精神饱满，报告声音洪亮	7	2	1	0	0	
	2. 备齐用物、放置合理		5	3	1	0	
工作流程	1. 检查所有物品有效期及是否漏气（按从左至右的顺序，最后检查棉签，口述包装完好，在有效期内，可以使用）		5	3	1	0	
	2. 检查液体瓶口及质量方法正确		3	2	1	0	
	3. 消毒瓶口方法正确		3	2	1	0	

项目	扣分标准	总分	评分等级				得分
			A	B	C	D	
	4. 取用输液器、三通延长管方法正确无污染		4	2	1	0	
	5. 排气一次成功		3	2	1	0	
	6. 液面高度适宜（1/2～2/3 处）		2	1	0	0	
	7. 备齐物品至麻醉准备车上		2	1	0	0	
	8. 患者入室核对、解释		2	1	0	0	
	9. 安装支臂板方法正确、位置合理		2	1	0	0	
	10. 铺垫巾位置正确		2	1	0	0	
	11. 系止血带部位合适（10～15cm）		2	1	0	0	
	12. 选血管方法正确（口述），松止血带及时		3	2	1	0	
	13. 再次排气，检查气泡，药液无浪费（小于 5 滴）		3	2	1	0	
工作流程	14. 消毒皮肤范围（8～10cm）方法正确	68	3	2	1	0	
	15. 打开静脉留置针、无菌透明敷料包装，方法正确，无污染		2	1	0	0	
	16. 反问核对姓名，嘱配合		2	0	0	0	
	17. 进针稳、准，一针见血（退一次扣 2 分，扎穿 0 分）		10	8	4	0	
	18. 送套管及连接方法正确		6	4	2	0	
	19. 穿刺后及时"三松"（止血带、调节器、拳）		3	2	1	0	
	20. 无菌透明敷料固定静脉留置针方法正确、牢固、美观，标注穿刺日期、时间及时、准确		2	1	0	0	
	21. 合理调节滴速，计算输液时间，（超出标准范围不得分，在标准范围内 ±5 滴不扣分，大于 ±5 滴每滴扣 0.2 分，计时结束）		2	1	0	0	
	22. 整理用物，向患者交代注意事项		2	1	0	0	

续表

项目	扣分标准	总分	评分等级 A	B	C	D	得分
无菌操作	1. 操作正确，动作轻柔，点滴通畅	15	4	2	1	0	
	2. 无菌观念强，操作无污染		5	3	1	0	
	3. 观察，处理故障正确		2	1	0	0	
	4. 患者痛感较小，无不适感		2	1	0	0	
	5. 操作时间4分钟（每超10秒扣1分）		2	1	0	0	
理论	理论答题正确得5分、基本正确3分、不正确0分	5	5	3	1	0	
告知	告知内容全面得5分、基本全面得3分、不正确0分	5	5	3	1	0	
总分		100					

4. 注意事项

（1）血管选择应由远心端向近心端，选择弹性好，走向直，清晰可见，便于穿刺的血管置管。由于手术室的特殊性，为保证患者安全，便于静脉给药、抢救、快速补充溶液，应尽量选择较粗血管和较粗型号的静脉留置针。

（2）静脉留置针操作必须严格执行无菌技术操作规程，严格一人一巾一带，止血带用毕浸泡消毒。

（3）贴无菌透明敷料后，应及时粘贴写好穿刺日期及时间的标识，注意要贴于无菌透明敷料边缘处，不可遮挡穿刺点，以免影响对穿刺部位的观察。

（4）进行静脉留置针穿刺的肢体应妥善固定，以免针管脱出。

（5）不可在输液侧肢体上端使用血压袖带或止血带。

（6）观察患者生命体征，观察穿刺部位情况，有无红肿、渗液，向非全麻患者询问有无疼痛不适，如有异常情况应及时拔除套管并作相应处理，更换肢体另行穿刺。

第七节　留置导尿术操作流程

导尿术是在严格无菌操作下，用导尿管经尿道插入膀胱引出尿液的方法。留置导尿术是在导尿后将尿管保留在膀胱内持续引流尿液的方法，是手术患者术前进行的常规护理操作。导尿作为一种侵入性操作，易引起患者疼痛与不适。尤其对于男性患者，由于生理弯曲、狭窄等解剖特点，操作时采用全麻诱导后，在超滑导尿管外加涂利多卡因乳膏等表面麻醉剂的导尿方法效果最佳。

1. 操作准备

（1）护士准备：着装整洁规范，符合手术室要求，洗手戴口罩。

（2）用物准备：托盘、一次性超滑导尿包、利多卡因乳膏。

（3）患者准备：根据男女患者不同，采取不同导尿体位。男患者采取平卧双腿自然分开，女患者采取平卧双腿屈曲平放于床面，两足相对，大致呈菱形即可。

2. 女患者留置导尿术操作方法

（1）麻醉后，按要求为患者摆放合适体位，如有下肢损伤患者可将患侧腿伸直尽量外展，健侧腿屈曲平放于床面，尽量外展。显露会阴部，并遮挡其他部位，注意为患者保暖。

（2）将超滑导尿包置于托盘上，打开第一层纸盒包装，确认包装无破损、无潮湿、在有效期内。

（3）打开第二层塑料包装，将小包置于患者双腿之间，按无菌要求打开，双手按要求戴无菌手套，用镊子将纱布置于肛门处（注意无菌原则，镊子不可接触纱布以外的非无菌区）。打开消毒包将消毒棉球置于小盘内外侧。

（4）用镊子夹持消毒棉球自上而下、由外向内分别消毒阴阜、对侧大腿内侧、近侧大腿内侧、对侧大阴唇、近侧大阴唇，左手分开大阴唇，消毒对侧小阴唇、近侧小阴唇、尿道口至前庭、尿道口至肛门。将消毒后物品及脱下手套打包放于床尾，注意远离已消毒区域。

（5）按无菌要求打开导尿包大包，双手戴无菌手套，铺置洞巾。

（6）整理包内用物。

（7）向气囊内注水检查气囊完好性，将尿管与尿袋相连接后将尿管放于润滑液中浸泡3分钟。

（8）左手拿两块纱布分开小阴唇，用镊子夹持消毒棉球由内向外再次分别消毒尿道口、对侧小阴唇、近侧小阴唇，尿道口。

（9）在尿管上涂抹无菌利多卡因乳膏。

（10）更换圆头镊子夹持导尿管轻轻插入6～8cm，直到尿液流出后再插入1～2cm，确定导尿管插入膀胱后向气囊内注入15～20ml0.9%氯化钠注射液，向外轻拉导尿管，确定气囊顶住膀胱出口，导尿管不会脱出，再将尿管送入1～2cm，撤去洞巾，脱手套，记录导尿时间，根据手术情况将尿管固定在大腿内侧或腹部并将尿袋固定在患者床旁，恢复体位盖上被子，整理用物将床尾小包和大包一并放于黄色垃圾袋内。

3. 男患者留置导尿术操作方法

（1）麻醉后，按要求为患者摆放合适体位。双腿自然分开显露会阴部，并遮挡其他部位，注意为患者保暖。

（2）将超滑导尿包置于托盘上，打开第一层纸盒包装，确认包装无破损、无潮湿、在有效期内。

（3）打开第二层塑料包装，将小包置于患者双腿之上，按无菌要求打开，双手按要求戴无菌手套。

（4）用镊子夹持一个消毒棉球由外向内分别消毒阴阜，三个消毒棉球自上而下消毒阴茎上面（先对侧后中间再近侧），左手垫纱布提起阴茎，用三个消毒棉球分别消毒阴茎背侧及阴囊（先对侧后中间再近侧），左手后推包皮充分暴露冠状沟，自尿道开口起，用三个消毒棉球做逆时针由内向外环形消毒阴茎头三次。将消毒后物品及脱下手套打包放于床尾。

（5）按无菌要求打开导尿包大包，双手戴无菌手套，铺置洞巾。

（6）整理包内用物。

（7）向气囊内注水检查气囊完好性，将尿管与尿袋相连接后将尿管放于润滑液中浸泡3分钟。

（8）左手拿一块纱布提起阴茎，用镊子夹持消毒棉球再次消毒尿道口至冠状沟顺时针三次，尿道口一次。

（9）在尿管上涂抹无菌利多卡因乳膏。

（10）更换圆头镊子夹持导尿管轻轻插入 3～4cm 时左手提起阴茎使其与腹壁呈 60°角，继续插入 10cm 时放平阴茎，将尿管全部插入，直到尿液流出后确定导尿管已插入膀胱内，向气囊内注入 15～20ml0.9%氯化钠注射液，向外轻拉导尿管，确定气囊顶住膀胱出口，导尿管不会脱出，再将尿管送入 1～2cm，将包皮回位，撤去洞巾，脱手套，根据手术情况将尿管固定在大腿内侧或腹部并将尿袋固定在患者床旁，恢复体位盖上被子，整理用物将床尾小包和大包一并放于黄色垃圾袋内。

4. 操作评价 见表 3-7-1。

表 3-7-1 留置导尿术评价标准

项目	扣分标准	总分	评分等级				得分
			A	B	C	D	
准备	1. 按手术室要求着装，洗手，戴口罩，精神饱满，报告声音洪亮	5	2	1	0	0	
	2. 物品齐全（每少一件扣1分）		3	2	1	0	
工作流程	1. 评估、查对、告知、遮挡患者、按要求摆放体位	69	4	2	1	0	
	2. 检查导尿包有效期及包装完整性，双腿间（男双腿上）打开小包		3	2	1	0	
	3. 戴无菌手套（计时开始），纱布位置正确，无污染		3	2	1	0	
	4. 右手持镊夹棉球消毒外阴，顺序正确		10	5	2	0	
	5. 撤去用物、脱手套		2	1	0	0	
	6. 打开导尿包大包		2	1	0	0	
	7. 戴无菌手套、铺洞巾		6	3	1	0	
	8. 摆台、检查气囊、润滑导尿管		8	5	2	0	
	9. 二次消毒		4	2	1	0	
	10. 将导尿用物置于洞巾下端		1	0	0	0	
	11. 插入尿管动作轻柔，方法正确		6	3	1	0	

续表

项目	扣分标准	总分	评分等级				得分
			A	B	C	D	
工作流程	12. 插入长度正确：女（6~8cm），男（先3~4cm、提起阴茎与腹壁呈60°继续插入10cm、放平插至20~30cm）	4	4	2	1	0	
	13. 见尿后再插入1~2cm	3	3	2	1	0	
	14. 留置尿管、气囊内注0.9%氯化钠注射液15~20ml	4	4	2	1	0	
	15. 轻拉尿管，回送，男患者导尿注意回位包皮（计时结束）	2	2	1	0	0	
	16. 撤去洞巾、脱去手套	2	2	1	0	0	
	17. 固定尿袋、整理用物、洗手、记录	5	5	3	1	0	
无菌操作	1. 无菌观念强、未跨越无菌区	16	10	5	2	0	
	2. 层次分明		3	2	1	0	
	3. 动作熟练、时间5分钟、每超10秒扣1分		3	2	1	0	
理论	理论答题正确得5分、基本正确3分、不正确0分	5	5	3	1	0	
告知	告知内容全面得5分、基本全面得3分、不正确0分	5	5	3	1	0	
总分		100					

5. 注意事项

（1）严格执行无菌技术及消毒制度，导尿管一经污染或拔出均不得再次使用，严防医源性感染的发生。导尿时无菌操作不正规或消毒不严格均可将尿道口的细菌带入膀胱，导致尿路感染。

（2）插入或拔出导尿管时，动作要轻、慢、稳，切勿用力过重，以免损伤尿道黏膜。这些损伤的组织可成为细菌入侵的部位，成为尿路感染的途径。

（3）尿管进入膀胱后必须见到尿液从尿管内流出才能进行气囊注水固定。以免尿管盘在尿道内，气囊注水造成尿道损伤。

（4）确认尿管在膀胱内时应向外轻拉导尿管，确定气囊顶住膀胱出口导尿管不会脱出，再将尿管送入膀胱内1~2cm，减少气囊对膀胱颈部的压迫性刺激。

（5）男性患者导尿后要将包皮推回原位，以免龟头嵌顿，造成龟头水肿。

（6）尿管要固定牢固，防止摆放体位搬动患者时尿管反复移位或脱出，加速细菌上行感染造成尿道、膀胱损伤诱发机械性炎性反应的发生。

（7）操作过程中注意为患者保暖及保护隐私，加强爱伤观念。

第八节 术中输血与术中给药操作流程

术中输血是指在手术中输入血液（包括自体血以及异体全血、红细胞、血小板、新鲜冰冻血浆和冷沉淀等）。在手术过程中，使用药品是不可或缺的，绝大多数都是通过静脉通路给药，是由麻醉医生和手术室护士操作。

1. 术中输血

术中失血（15ml/kg 以上）致血容量低下者，应输用全血补充；凝血异常者，除输入新鲜血外，还应着重输入有关凝血因子，如血小板、第Ⅷ因子等。

（1）操作准备

①着装整洁规范，符合手术室要求，洗手，戴口罩。

②用物准备：取血箱、取血单、病历（内有血型单）、0.9%氯化钠注射液、输血器。

（2）操作步骤

①麻醉医生根据术中患者病情及失血情况确定血液制品类型及数量，开具取血单，巡回护士与血库联系后，携带病历、取血单、取血箱去血库取血。

②在血库由巡回护士与发血者根据病历内血型单、取血单共同查对发血单和血袋上的患者姓名、性别、年龄、床号、住院号、血型、交叉配血结果、血液成分、血袋号、血量、取血时间、血液有效期及血液颜色、外观、包装完整性，分别签字确认。

③巡回护士取回血后与麻醉医生共同来到患者床旁，核对患者"腕带"信息，并再次核对发血单与血袋信息。核对无误后，开始输血操作。

④取 0.9% 氯化钠注射液连接输血器预冲输血管，输入适量 0.9% 氯化钠注射液后，无菌操作下将输血器插入血袋内，调节输血速度，输血速度依病情而定。

⑤观察有无输血反应（若发生一般输血反应，则减慢或停止输血；若发生严重输血反应应立即停止输血，进行对症处理，并报告输血科，将输血器及血袋及时送至输血科，由输血科进行检测、检查、开展医学溯源，并做完整记录）。

⑥输血完毕后再输入少量 0.9% 氯化钠注射液冲管。

⑦若无输血反应，输血器、血袋保留 24 小时，按《医疗废弃物管理办法》进行处理。

⑧准确记录输血起始、完毕时间及输血量。

2. 术中给药

根据患者病情，抗生素应用，由其主治医生开具的抗菌药物术前医嘱并注明过敏试验结果，手术时间若超过 3 小时或失血量大于 1500ml 时，药物应再追加一个剂量；抢救时给药。

（1）操作准备

①着装整洁规范，符合手术室要求，洗手，戴口罩。

②用物准备：病历（内有抗生素医嘱单及过敏实验结果）、100ml 0.9% 氯化钠注射液、20ml 注射器、消毒物品。

（2）操作步骤

①应用抗菌药物时，需要查阅患者病历，找到抗生素医嘱单及过敏试验阴性结果，二人核对抗菌素无误后，方可使用。

②根据无菌技术操作要求使用 20ml 注射器抽吸 0.9% 氯化钠注射液溶解抗生素并加入到 100ml 0.9% 氯化钠注射液中。

③根据患者情况，在麻醉医生指导下进行抗生素输入。

④术中给药或抢救时用药，应执行麻醉医生口头医嘱，必须复述一遍医嘱，并与麻醉医生核实，确认无误后方可给药。

⑤剖宫产手术时，为了避免胎儿接受抗菌药物，应在钳夹脐带或断脐后给药。

3. 操作评价   见表 3 - 8 - 1。

表 3 - 8 - 1   术中输血与术中给药评价标准

项目	扣分标准	总分	评分等级				得分
			A	B	C	D	
准备	1. 按手术室要求着装，洗手，戴口罩，精神饱满，报告声音洪亮	8	2	1	0	0	
	2. 备齐用物，放置合理		6	4	1	0	
工作流程	1. 检查所有物品灭菌结果、有效期及是否漏气	72	3	2	1	0	
	2. 与麻醉医生确认血液制品类型及数量		3	2	1	0	
	3. 与血库联系所述内容正确、齐全		3	2	1	0	
	4. 去血库取血所带物品正确、齐全		3	2	1	0	
	5. 与发血者共同核对内容准确、齐全，并确认签字		5	3	1	0	
	6. 取血后必须立即送到手术间并尽量减少血液震荡		2	1	0	0	
	7. 与麻醉医生共同核对内容准确、齐全		5	3	1	0	
	8. 连接 0.9% 氯化钠注射液和输血器预冲输血管方法正确，无污染		3	2	1	0	
	9. 将输血器插入血袋内方法正确，无污染		3	2	1	0	
	10 正确调节输血滴速		2	1	0	0	
	11. 两袋血之间输入 0.9% 氯化钠注射液冲洗管路，方法正确		3	2	1	0	
	12. 术中如遇输血反应，处理方法正确（口述）		5	3	1	0	
	13. 除紧急情况下，未向血液制品和输血管路中添加任何其他溶液或药物		2	1	0	0	
	14. 输血完毕，冲管方法正确		3	2	1	0	
	15. 若无输血反应，输血器、血袋保留方法、时间正确		2	1	0	0	
	16. 准确记录输血起始、完毕时间及输血量		2	1	0	0	
	17. 应用抗菌药物时，双人核对内容全面、方法正确		3	2	1	0	
	18. 溶解抗菌药物方法正确，无污染		5	3	1	0	
	19. 输入抗菌药物方法正确		3	2	1	0	

续表

项目	扣分标准	总分	评分等级				得分
			A	B	C	D	
工作流程	20. 正确调节输入抗菌药物滴速		2	1	0	0	
	21. 术中给药或抢救时用药，执行麻醉医生口头医嘱方法正确，给药准确		5	3	1	0	
	22. 使用任何药物，二人查对方法正确、内容准确		3	2	1	0	
	23. 用过的空安瓿保留至手术结束后丢弃		2	1	0	0	
无菌操作	1. 操作正确，动作迅速	15	5	3	1	0	
	2. 无菌观念强，操作无污染		5	3	1	0	
	3. 观察，处理故障正确		5	3	1	0	
理论	理论答题正确得5分、基本正确3分、不正确0分	5	5	3	1	0	
总分		100					

4. 注意事项

（1）取血后必须立即送到手术间并尽量减少血液震荡。

（2）严格执行查对制度，输血前与麻醉医生共同查对，查对无误后方可使用。

（3）除紧急情况下，不得向血液制品和输血管路中添加任何其他溶液或药物，以防发生不良反应。

（4）两袋血之间应输入0.9%氯化钠注射液冲洗管路。

（5）开始输血后，应密切观察患者有无输血反应，如出现输血不良反应，应立即停止输血，并保留剩余血液备查。

（6）为保证患者输血安全，输血完毕后血袋必须保留24小时。

（7）使用任何注射药物，均应先核对瓶签，并同另一人核对浓度、剂量后方可使用。

（8）用过的空安瓿应保留至手术结束后丢弃，以便查对。

（9）执行麻醉医生口头医嘱用药时，必须复述一遍医嘱，并与麻醉医生核实，确认无误后方可给药。

第九节 麻醉配合操作流程

麻醉指用药物或者其他方法使患者整体或局部暂时失去知觉，以达到无痛、安全、肌肉松弛的目的。手术室护士不仅要在麻醉前、中、后做好准备及护理工作，而且要懂得麻醉的基本知识、原理，能够协助麻醉医生处理麻醉过程中出现的各种情况，要对麻醉工作有一个全面的认识，才能在手术过程中与麻醉医生密切配合，这是保障手术患者安全的重要因素之一。

1. 操作准备

（1）护士准备：术前访视：按照围手术期护理的要求进行术前访视，介绍麻醉方法，麻醉时的体位，麻醉清醒后的感觉等，使患者对准备实施的麻醉过程有一个大概的了解，取得患者的配合。

（2）物品准备：麻醉药物、消毒物品、喉镜、气管导管、衔接管、导管芯、牙垫、润滑剂、插管钳、吸引器。

（3）患者准备：了解麻醉的方式，怎样配合麻醉，麻醉的体位。

2. 操作方法

（1）吸入麻醉

①开放点滴，小儿麻醉诱导；

②紧闭法，半紧法吸入全身麻醉。

（2）静脉麻醉

①单次静脉注射作为短小手术麻醉，静脉滴注可作为长手术的麻醉维持；

②单次肌内注射作为小儿麻醉诱导，分次注射可作为短小手术麻醉。

（3）气管插管术

①放入喉镜；

②插入气管插管，插入声门3~5cm时，帮拔出管芯；

③插入牙垫：将牙垫插入上下齿之间，退出喉镜，用胶布固定导管及牙垫，以防导管深入或滑出。

（4）椎管内麻醉

①准备硬膜外穿刺包；

②取侧卧位，护士站在患者的腹侧面，协助患者屈躯，双手抱膝，大腿贴近腹壁，头向胸部屈曲，腰背部向后弓成弧形；背部与床面垂直。

3. 操作评价 见表 3 - 9 - 1。

表 3 - 9 - 1　麻醉配合评价标准

项目	扣分标准	总分	A	B	C	D	得分
准备	1. 按手术室要求着装，洗手，戴口罩，精神饱满，报告声音洪亮	14	2	1	0	0	
	2. 准备吸引器已处于备用状态		6	4	1	0	
	3. 协助麻醉医生备齐麻醉用物、放置合理		6	4	1	0	
工作流程	1. 检查所有物品灭菌结果、有效期及是否漏气	53	8	5	1	0	
	2. 协助麻醉医生准备麻醉药品，二人核对方法、内容准确		8	5	1	0	
	3. 协助麻醉医生为患者摆放麻醉体位，有义齿者取出，有活动牙齿者，按需要固定		8	5	1	0	
	4. 协助麻醉医生麻醉，方法、顺序正确		8	5	1	0	
	5. 麻醉诱导时，给药方法正确，名称、剂量准确		8	5	1	0	
	6. 执行麻醉医生口头医嘱方法正确		8	5	1	0	
	7. 用过的空安瓶，保留至手术结束后丢弃		5	3	1	0	
无菌操作	1. 协助麻醉方法正确，对待患者动作轻柔，有语言和肢体的关怀，能够减轻患者紧张焦虑情绪	28	15	10	5	0	
	2. 无菌观念强，操作无污染		8	5	1	0	
	3. 注意观察患者反应，遇到问题及时报告麻醉医生		5	3	1	0	
理论	理论答题正确得5分、基本正确3分、不正确0分	5	5	3	1	0	
总分		100					

4. 注意事项

（1）去除患者金属饰物，提醒麻醉医生检查患者口腔有无义齿。有义齿者取出；有活动牙齿者按需要固定。

（2）连接负压吸引装置，准备好急救用物。

（3）给药时排尽连接管内的空气。

（4）推注麻醉药之前，应再次口头复述医嘱。

（5）固定患者四肢不宜过紧，以免影响肢体血液循环，甚至造成骨折。

（6）严格执行查对制度，开启麻醉药后，与麻醉医生及术者再次查对后方可使用。

第十节 心肺复苏术操作流程

心肺复苏是指对早期呼吸、心跳骤停的患者，通过采用人工循环、人工呼吸、电除颤等方法帮助其恢复自主心跳和呼吸。它包括三个环节：基本生命支持、高级生命支持、心脏骤停后的综合管理。患者呼吸停止，意识丧失，颈动脉搏动消失即可诊断为呼吸心搏骤停。心搏骤停一旦发生，如得不到及时地抢救复苏，4~6分钟后就会造成患者脑和其他人体重要器官组织的不可逆损害，因此，心搏骤停后的心肺复苏必须在现场立即进行。

1. 操作准备

（1）着装整洁规范，符合手术室要求，洗手戴口罩。

（2）用物准备：护理记录单、脚踏凳、不显影纱布、手术间挂钟及吸引器、监护仪、麻醉机（各种管路连接完好，处于备用状态）、除颤仪、口咽通气道、气管插管（根据患者情况备所需型号）等抢救设备。

2. 操作方法

（1）术中若发现患者呼吸、心跳骤停，应立即停止手术，实施心肺复苏术。如为局麻患者，轻拍、呼叫患者无反应，判断呼吸和颈动脉搏动（颈动脉搏动判断方法：右手示指和中指并拢，沿患者的气管纵向滑行至喉结处，在旁开 2~3cm 处停顿触摸颈动脉，计数大于 5 秒小于 10 秒），如确定患者无呼吸或仅是喘息（即呼吸不正常），不能在 10 秒内明确感觉到脉搏，应立即通知麻醉医生准备抢救物品，连接氧气装置，打开氧气流量表开关，调节氧流量至 8~10L/min，并记录抢救时间。

（2）掀开无菌单，去掉体位垫，将患者置于复苏体位，暴露患者胸部，进行胸外心脏按压 30 次（按压部位及方法：两乳头连线的中点或用示指和中指触及肋下缘，向上滑动至剑突，再向上移动两横指；一手掌根部放于按压部位，另一只手平行重叠于此手背上，两手手指紧紧相扣，手指不触及胸壁，只以掌跟部接触按压部位，双臂位于患者胸骨的正下方，双肘关节伸直，以髋关节为支点运动，利用上身重量垂直下压。按压频率 100~120 次/分钟；按压深度至少 5cm，但不超过 6cm；按压与放松比为 1:1）。除颤仪准备好后，立即协助医生除颤。

（3）协助麻醉医生使用纱布或吸引器清除口鼻分泌物，检查有无义齿，有义齿者取下义齿。

（4）协助麻醉医生开放气道（托举双颌法），人工通气，加压给氧（方法：一手以 EC 手法固定面罩，一手挤压气囊，按压、放气时间比为 1:1，潮气量 400~600ml），气管插管，有高级气道的按压与通气比：以 100~120 次/分钟的速率持续按压，每 6 秒给予 1 次呼吸（每分钟 10 次呼吸）。

（5）如未建立高级气道，胸外心脏按压与人工通气次数比为 30:2，循环 5 个周期后，根据监护仪判断心跳、血压已恢复。

（6）协助麻醉医生进行后续高级生命支持，应用血管活性药物进一步心肺功能复苏，或者使用低温、快速静脉滴注甘露醇等措施进行脑复苏。

3. 操作评价 见表 3 - 10 - 1。

表 3 - 10 - 1　心肺复苏术评价标准

项目	扣分标准	总分	A	B	C	D	得分
			评分等级				
准备	1. 按手术室要求着装, 洗手, 戴口罩, 精神饱满, 报告声音洪亮	7	2	1	0	0	
	2. 备齐用物、各种仪器设备性能良好, 处于备用状态		5	3	1	0	
工作流程	1. 判断患者意识、颈动脉搏动部位、方法正确 (右手示指和中指并拢, 沿患者的气管纵向滑行至喉结处, 在旁开 2~3cm 处停顿触摸颈动脉), 计数大于 5 秒小于 10 秒	73	10	5	2	0	
	2. 通知麻醉医生, 打开氧气流量表开关, 调节氧流量至 8~10L/min		3	2	1	0	
	3. 记录抢救时间		2	1	0	0	
	4. 将患者置于复苏体位		3	2	1	0	
	5. 胸外心脏按压 30 次		5	3	1	0	
	6. 胸外心脏按压部位选择正确 (两乳头连线的中点或用示指和中指触及肋下缘, 向上滑动至剑突, 再向上移动两横指)		5	3	1	0	
	7. 胸外心脏按压方法正确 (一手掌根部放于按压部位, 另一手平行重叠于此手背上, 两手手指紧紧相扣, 只以掌跟部接触按压部位, 双臂位于患者胸骨的正下方, 双肘关节伸直, 利用上身重量垂直下压)		5	3	1	0	
	8. 胸外心脏按压深度至少 5cm, 但不超过 6cm		5	3	1	0	
	9. 胸外心脏按压频率 100~120 次/分钟 (每组按压时间 ≤18s, 每个循环不合标准扣 1 分)		5	3	1	0	
	10. 胸外心脏按压与放松比为 1:1		5	3	1	0	
	11. 有效按压 ≥95% (有效按压 150 次得 10 分, 每少 5 次扣 1 分)		10~0				
	12. 协助麻醉医生使用纱布或吸引器清除口鼻分泌物, 检查有无义齿, 有义齿者取下义齿		2	1	0	0	

续表

项目	扣分标准	总分	评分等级				得分
			A	B	C	D	
工作流程	13. 协助麻醉医生开放气道方法正确（托举双颌法），有效开放气道		2	1	0	0	
	14. 协助麻醉医生加压给氧方法正确（方法：一手以EC手法固定面罩，一手挤压气囊，按压、放气时间比为1∶1，潮气量400~600ml）		2	1	0	0	
	15. 胸外心脏按压与正压通气次数比为30∶2，循环5个周期		5	3	1	0	
	16. 根据监护仪判断心跳、血压恢复		2	1	0	0	
	17. 协助麻醉医生进行后续高级生命支持		2	1	0	0	
熟练程度	1. 操作熟练、动作规范，程序流畅		5	3	1	0	
	2. 侧重于急救意识，反应敏捷，关心体贴患者，注意保暖，有真实感	15	5	3	1	0	
	3. 全程操作时间小于3分钟，每超过30秒扣1分，超过1分钟后面步骤不得分		5	3	1	0	
理论	理论答题正确得5分、基本正确3分、不正确0分	5	5	3	1	0	
总分		100					

4. 注意事项

（1）人工通气时送气量不宜过大，胸廓稍有起伏即可。吹气时间不宜过长，过长会引起急性胃扩张、胃胀气和呕吐。通气过程要注意观察患者气道是否通畅，胸廓是否有起伏。

（2）未建立高级气道时，严格按照胸外心脏按压与人工通气次数的比例30∶2操作，按压与通气的次数过多和过少均会影响复苏的成败。

（3）胸外心脏按压的位置必须准确，每次按压前均应定位，位置不准确容易损伤其他脏器。

（4）胸外心脏按压时要确保足够的频率和深度，按压不宜中断，中断时间限制在10秒以内，每次胸外按压后均要保证胸廓的充分回弹，使心脏血液回流顺畅，切忌按压后依靠在患者胸上。

（5）胸外心脏按压时，双肘关节伸直，肩、肘、腕在一条直线上，并与患者身体长轴垂直，以髋关节为支点运动，利用上身重量垂直下压，按压时手掌掌根不能离开按压部位。按压的力度要适宜，过猛易使胸骨骨折，引起气胸；按压的力度过轻，胸腔压力小，不足以推动血液循环。

（6）胸外心脏按压的部位：儿童（1 岁至青春期）与成人是胸骨的下半部，两乳头连线与胸骨交叉点的中点；婴儿（不足 1 岁，除新生儿以外）是胸部中央，两乳头连线中点正下方。深度：成人胸骨下陷至少 5cm，但不超过 6cm；儿童至少为胸部前后径的 1/3，大约 5cm；婴儿至少为胸部前后径的 1/3，大约 4cm。频率：成人、儿童、婴儿均为 100～120 次/分钟；胸外心脏按压与人工通气次数比例：成人为 30∶2，儿童和婴儿单人施救为 30∶2，双人施救为 15∶2。方法：成人为双手按压；儿童为双手或单手按压；婴儿为两指按压，按压与放松比例均为 1∶1。

（7）协助麻醉医生进行后续高级生命支持时，注意观察患者的生命体征及尿量变化。

（徐 欣 熊 岩）

第四章 手术室常用仪器设备安全操作规范

第一节 电动手术床

电动手术床以电动液压为动力,由控制开关、调速阀和电磁阀组成主体的控制结构,通过电动液压齿轮泵提供液压动力源,控制各个方向液压油缸的往复运动,并通过遥控器按键控制手术床进行各种位置的变换,如升降、左右倾、前后倾、腰背部升降、移动固定等功能,摆放各种手术体位,满足不同手术要求。手术床面一般可分为头板、背板、坐板和腿板等;一般配备有遥控器、电源线、头架、支臂板、麻醉杆、前后挡板、腿架、夹头等,以协助体位调整;其板、架等都配有专门的海绵垫,以保证患者的舒适,满足手术需求;配备不同的约束带,以保护患者术中避免从手术床上坠落。见图4-1-1。

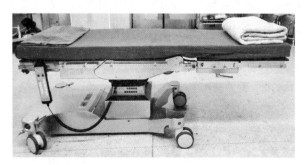

图4-1-1 电动手术床

1. 操作准备

(1) 着装整洁规范,符合手术室要求,洗手,戴口罩。

(2) 用物准备:电动手术床及其相关配件。

2. 操作方法

（1）评估手术床的完好性、安全性，电源、遥控器是否处于正常备用状态，按下遥控器面板上的电源开关，以进入操作准备阶段。

（2）正确启动与释放底座刹车，固定手术床。

（3）手术床使用前一般在最低位置，可以行走的患者扶其上手术床，告知手术床较窄、勿乱动以防坠床；平车推行患者，应与平车平行。

（4）根据手术和麻醉要求摆放体位，观察患者体位是否符合要求，并妥善固定。

3. 安全操作注意事项

（1）防止意外伤害。

（2）遥控器应挂在手术床侧面导轨上，其线路应避免夹伤、压伤，防止线路损坏。

（3）勿放重物于电源线上或让推车碾压电源线。

（4）勿让患者坐于手术床的头板、支臂板或腿板上，过重压力可造成配件弯曲、损坏。

（5）勿将物品、配件或重物放于手术床底座的外盖上。

（6）勿使用清洁剂和清水喷洒或冲洗底座，防止内部的电气控制系统短路损坏、零部件生锈或故障。

（7）合理摆放手术体位，提前做好应对工作，如体位垫的使用、重要关节的保护，不可过分牵引关节。

4. 设备维护与保养

（1）购买手术床时尽量统一品牌，以减少使用和管理的混乱。同时配件也可通用，避免重复配置，浪费资源。

（2）做好配件管理，不使用时应有序地放置在专用架上，定期检查，以防遗失和损坏。

（3）掌握电动手术床的正确使用方法及不同零部件的用途及安装方法。

（4）定期检查电动手术床的功能。由专业人员做好保养工作，确保手术需要。电动手术床需每周充电一次，每次 12 小时，以方便术中使用。

（5）每半年进行一次手术床的彻底维护与保养。

第二节　手术无影灯

　　手术无影灯是手术室重要的医疗设备之一，手术无影灯一般由单个或多个灯头组成，系定在悬臂上，能做垂直或旋转移动。悬臂通常连接在固定的结合器上，并可围绕其旋转。手术无影灯采用可以消毒灭菌的手柄作灵活定位，并具有自动刹车和停止功能以操纵其定位，使手术无影灯能在手术部位的上方和周围，保持适合的空间。灯头提供了非常大的照明表面积，遮挡物所造成的阴影可以轻而易举地从周边照明得到补偿，从而达到最好、最理想的阴影控制，帮助医生清晰地分辨病灶组织，顺利地完成手术。见图4-2-1。

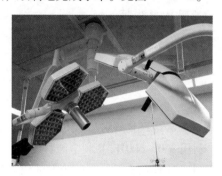

图4-2-1　手术无影灯

1. 操作准备

（1）着装整洁规范，符合手术室要求，洗手，戴口罩。

（2）用物准备：手术无影灯。

2. 操作方法

现代手术无影灯操作简便，术中对准手术部位，根据手术要求调整亮度。

3. 安全操作注意事项

（1）手术无影灯应固定在功能位，保持平衡，禁止倒置。

（2）经常检查手术无影灯螺丝是否松动，防止发生坠落。

（3）调节手术无影灯亮度时应由弱到强，禁止一次性开到最大档位，容易损伤灯泡；关闭时则相反。

（4）手术结束应将手术无影灯亮度调到最弱，再关闭电源开关。

（5）手术无影灯必须保持清洁，防止移动时积尘掉入手术部位，移动时避免与其他仪器碰撞。

（6）使用后的调节灯柄根据材质消毒灭菌待用。

4. 设备维护与保养

（1）由专业人员维修手术无影灯。如有灯泡不亮及时请专业人员更换。非专业人员勿随意拆卸手术无影灯或控制电路。

（2）手术无影灯应保持清洁，经常擦拭，避免使用含氯溶液或乙醇、汽油等有机溶剂。

（3）每月检查备用电源系统（电池）是否正常。

（4）灯泡寿命平均 1000 小时。

（5）每半年进行一次手术无影灯的彻底维护与保养。

第三节　高频电刀

高频电刀（高频手术器）是一种取代机械手术刀进行组织切割的电外科器械设备。利用 300～500Hz 高频电流释放的热能和放电对组织进行切割、止血。利用刀笔尖端部位对所接触的组织产生瞬间烧灼现象，以达到电切或电凝的效果。电流在电刀的刀尖形成高温、热能和放电，使接触的组织快速脱水、分解、蒸发、血液凝固，实现分解组织和凝血作用，达到切割、止血的目的。高频电刀主要有两种工作模式：单极和双极。见图 4-3-1、4-3-2。

一、单极电刀

单极电刀：电流在电刀头部形成高温，与机体接触时对组织加热，使组织快速脱水、分解、蒸发，达到切割、止血的目的。单极电刀有切割、电凝功能，适用于所有外科和皮肤科以及牙科等各方面手术。

1. 操作准备

（1）着装整洁规范，符合手术室要求，洗手，戴口罩。

（2）用物准备：高频电刀主机、负极板、单极电刀笔。

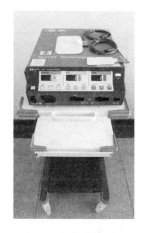

图 4 - 3 - 1　高频电刀

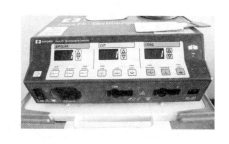

图 4 - 3 - 2　高频电刀

2. 操作方法

（1）连接电源线、负极板线路。

（2）接通电源，开机自检，根据说明书和手术选择合适的输出功率。

（3）电刀负极板黏性端贴于患者肌肉丰富的合适部位，另一端插头插在电刀上负极板插孔中。

（4）连接电刀笔及机器，开机自检，显示负极板安装正确无报警指示后，调节输出功率。

（5）使用完毕，应先关闭主机开关，再拔下电刀线，揭除负极板，检查负极板下皮肤，将线路盘好备用，做好记录。

3. 安全操作注意事项

（1）选择合适的负极板。为避免在电流离开患者返回高频电刀时继续对组织加热以致灼伤患者，负极板必须具有相对大的和患者相接触的面积，以提供低阻抗和低电流密度的通道。

（2）负极板安放位置正确，粘贴于易于观察的部位、平坦肌肉区、血管丰富区、剔除毛发的清洁干燥皮肤；负极板距 ECG 电极 15cm 以上；尽量接近手术切口部位（但不小于 15cm），以减小电流环路。还应避免电流环路中通过金属植入物、起搏器、心电图电极等。
负极板安放位置见图4-3-3。

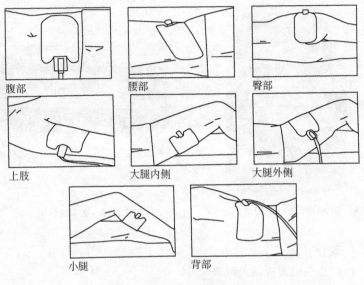

腹部 腰部 臀部

上肢 大腿内侧 大腿外侧

小腿 背部

图4-3-3　负极板安放位置

（3）一次性负极板需保持平整，禁止切割和折叠，防止局部电流
过高或漏电。负极板要一次性使用，防止交叉感染和影响性能。

（4）防止漏电或短路。使用前检查电线各部分的完整性，有无断
裂或裂隙，有无金属线外露。切勿将电线缠绕在金属物品上，电源连
接线应手术前连接好。

（5）手术室中不得有易燃易爆的气体、液体或其他物质，因为高
频电刀手术中会产生火花、弧光，易燃易爆物遇火花、弧光会发生燃
烧或爆炸。

（6）安装心脏起搏器的患者禁止使用高频单极电刀。

（7）手术床垫必须干燥、绝缘。

（8）注意及时丢弃手术台上使用过的酒精纱布或纱球，使用酒精
消毒皮肤时，必须待其挥发后方可使用电刀。

二、双极电刀

双极电刀是一种电子式射频电流发生器，双极镊与组织接触良好，电流在双极镊的两极之间经过，其深部凝结呈放射状传播。相关组织变成浅棕色小焦痂，不会形成明显的电弧。在干燥或潮湿的术野中均能取得良好的电凝效果。双极电刀基本无切割功能，主要是凝血功能，对周围组织影响较小。主要应用于神经外科、颌面外科、整形外科、骨科的脊椎或脊髓手术、耳鼻喉等精细组织和部位的手术，也适用于安装心脏起搏器的患者。

1. 操作准备

（1）着装整洁规范，符合手术室要求，洗手，戴口罩。

（2）用物准备：高频电刀主机、双极电凝、脚踏控制板。

2. 操作方法

（1）接通电源线，连接脚踏控制板，放于术者脚下。

（2）开机自检，按手术和术者需求设置输出功率。

（3）连接双极电凝插头。

（4）双极镊夹住组织或出血点后，使用脚踏控制板电凝止血，然后松开脚踏控制板。

（5）使用完毕，应先关闭主机电源开关，再拔电源插头。使用后将线路盘好备用，做好记录。

3. 安全操作注意事项

（1）由于电极的两极之间已经形成回路，所以无须使用负极板。

（2）使用双极镊时不断用 0.9% 氯化钠注射液冲洗，目的是保持组织潮润、无张力；保持手术野洁净，避免高温影响周围的重要组织和结构；减少组织结痂与电凝镊的黏附。

（3）每次电凝时间为 0.5 秒，可重复多次，直到达到电凝效果，间断电凝比连续电凝更能有效地防止镊子与组织或焦痂的连接，避免损伤。

（4）及时清除双极镊上的结痂，用湿纱布或专用无损伤布擦除双极镊上的焦痂，不可用锐器刮除，否则会损伤镊尖的银铜合金。

（5）镊子的两尖端应保持一定距离，不可相互接触而形成电流短路，失去电凝作用。

（6）在重要组织结构（如脑干、下丘脑等）附近电凝时，电凝输出功率要尽量小。

（7）脚踏控制板在使用前应套上防水保护套，防止术中的血液及冲洗液弄湿脚踏控制板而难以清洁，或导致电路故障和短路。

（8）双极镊尖精细，在使用、清洁、放置时要注意保护镊尖，勿与其他重物一同存放。

4. 设备维护与保养

（1）做好日常维护与保养，出现问题及时请专业人员处理。

（2）切忌盲目增大电刀的输出功率，以刚好保证手术效果为限。

（3）手控开关和脚踏控制板最好为密封型，防止液体进入开关损毁电刀主机或灼伤患者。

（4）机器内部应进行防潮处理，保证仪器的绝缘性和隔离性。

（5）每半年进行一次高频电刀的彻底维护与保养。

第四节　超声刀

超声刀是近年来逐渐被广泛使用的一种新型手术仪器设备，其对组织的操作是一种机械能的原理。超声刀是通过超声频率发生器作用于金属刀头，以 55.5kHz 的超声频率进行机械振荡（100pm），使组织内的水分子汽化、蛋白质氢键断裂、细胞崩解、组织被切开或者凝固，血管闭合，以达到切开、凝血的效果。全过程不仅没有电流通过人体，其精确的切割作用，使它可安全地在重要的脏器和大血管旁边进行分离切割，并且少烟少焦痂使手术视野更清晰，缩短手术时间，使得手术更安全。超声刀可用于各种软组织的处理，切割凝血同时完成，并能确保最小的组织侧向热损伤，可以配合或取代高频电刀、激光刀及传统手术刀进行各类手术操作。超声刀可凝闭直径为 0.5 ~ 3mm 的血管。适用于腹腔镜、胸腔镜、小切口辅助及传统开放手术。见图 4 - 4 - 1。

1. 操作准备

（1）着装整洁规范，符合手术室要求，洗手，戴口罩。

（2）用物准备：超声刀主机、脚踏开关、超声刀头、手柄连线。

2. 操作方法

（1）连接电源和脚踏开关。

（2）连接各个部件：①主机手柄连接：手柄的白点，对准主机手柄连接口处的白点，接入即可；②手柄刀头连接：左手竖直

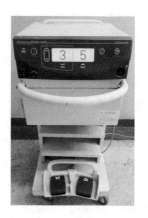

图4-4-1　超声刀主机

向上抓持手柄，右手持刀头自上而下套入，拇指与示指抓住杆身顺时针旋转至紧；关闭钳口，竖直插入扭力扳手，顺时针旋转直至听到两声"咔嗒"声；关闭钳口，取出扭力扳手，刀头手柄连接完毕。

（3）开机自检。

（4）刀头测试，按下"Standby"待机键，使其灯熄灭，此时"Ready"键亮起；手持刀头，点亮手控键，张开钳口，长按"激发"钮（Min 或 Max 档均可）不松手，听到主机发出特别的测试音调，同时屏幕显示漏斗状，下方显示 Test In Progress 字样（持续 3～5s），声调变成击发时的"滴滴滴"声，屏幕重回 3 和 5 字样，此时松开"激发"钮，刀头检测通过，可正常使用。

（5）选择输出功率，默认值为 Level 3 和 Level 5。

（6）使用完毕，关闭电源，拆卸主机手柄，拆卸手柄刀头（竖直向上，扭力扳手，逆时针）。

3. 安全操作注意事项

（1）刀头精细、贵重，应轻拿轻放。使用中不可用暴力，尤其在清洗时避免撞击或用力抛掷，以防刀头损坏。安装刀头与手柄保持垂直状态，刀头在上，手柄在下。操作手柄注意不要碰撞或落地，以免改变其震荡频率。

（2）超声刀主机放置于离电刀主机至少 1m 远处，尽可能使用独立的电源插座，避免干扰。

（3）超声刀刀头自检时，严禁闭合，勿对人操作；超声刀工作时，手不可触及刀头，避免损伤。

（4）切忌空踩脚踏开关。测试和清洗刀头时刀鞘两嘴需打开，工作时刀头端不可闭合使用，避免绝缘面损坏缩短使用寿命。不得用于夹持器械、金属、硬物及骨头，不适用于输卵管的闭合（因为是永久性闭合）。

（5）使用时最好把组织夹在刀头前 2/3 的部位，过多易使手柄握力太大而断裂，过少易损伤刀头。

（6）刀头持续工作不宜超过 10 秒，时间过长易损坏刀头上的白色垫片，使其功率降低；不可在血液中使用，易造成刀头损伤。

（7）不可同时踩到两个脚踏开关，否则会引发报警。

4. 设备维护与保养

（1）刀头用完后宜立即清洗，避免血块凝固，影响清洗效果。

（2）清洗时，把刀头浸泡在全效多酶清洗剂中（1∶270 配比，大约 1000ml 水中加 4ml 全效多酶清洗剂，浸泡 5 分钟以上），可以分解血液和蛋白质，刀头用软布轻擦，用针头将残留的组织清理干净，以延长刀头的使用寿命。

（3）手柄用棉签仔细清理内环圈与外环圈，连线用软布轻擦后，应顺其弧度盘绕，不宜过度扭曲、打折，以延长使用寿命。主机外壳、脚踏开关擦拭后备用。

（4）使用较长一段时间后，刀锋会变热。当停止使用时，刀锋不可触及患者、易燃物，以免灼伤或致燃。

（5）超声刀使用过程中，应利用手术操作间隙，清洁刀头，去除组织及血液积聚物，延长使用寿命，并保证超声刀能有效地切割止血。可将刀头放入温灭菌蒸馏水或 0.9% 氯化钠注射液中进行振荡清洗，注意勿碰到容器的金属壁。

（6）建议用环氧乙烷、低温等离子灭菌，注意不可使用过氧乙酸灭菌。

（7）建立使用登记本，以便及时了解仪器的使用情况和使用寿命，及时更换。

（8）每半年进行一次超声刀主机的彻底维护与保养。

第五节　能量平台

能量平台是当今最先进的新一代全能外科操作平台，将电外科单双极切割、凝血和 Ligasure 组织闭合功能集于一身。Ligasure 利用实时反馈技术和智能主机技术，输出高频电能结合血管钳口压力，使人体组织的胶原蛋白和纤维蛋白溶解变性，血管壁融合形成一闭合带，产生永久性管腔闭合，保证了止血的可靠性。通过一次操作，可闭合直径 0～7mm 血管或组织束，且切割仪器能自动识别判断血管或组织束的凝固、闭合效果，无异物残留，减少术后感染和粘连，侧向热传导大大减少，对周围组织损伤极小。主要用于开放和腔镜手术中组织切割、凝血以及不超过 7mm 的血管、淋巴管、组织束的闭合。见图4-5-1。

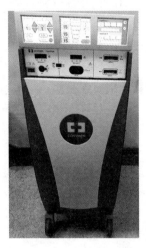

图 4-5-1　能量平台主机

1. 操作准备

（1）着装整洁规范，符合手术室要求，洗手，戴口罩。

（2）用物准备：能量平台主机、负极板、单双极器械、Ligasure 器械。

2. 操作方法

（1）连接电源线、负极板线路。

（2）接通电源，开启能量平台。

（3）负极板黏性端贴于患者肌肉丰富的合适部位，另一端插头插在能量平台主机负极板插孔中。单双极器械、Ligasure 器械插于相应插孔中。

（4）点击左侧两块触摸屏上的绿色箭头调节单双极设定功率，点击最右侧 Ligasure 触摸屏中的白色方框选择 Ligasure 设定功率。

（5）踩踏相应脚踏板或激发相应手控器械开关启动单双极、Ligasure 的能量输出。

（6）关机：关闭电源开关，取下粘贴于患者身上的负极板，取下单双极器械、Ligasure 器械。

3. 安全操作注意事项

（1）防止漏电或短路。使用前检查电线各部分的完整性，有无断裂或裂隙，有无金属线外露。切勿将电线缠绕在金属物品上，电源连接线应手术前连接好。

（2）Ligasure 脚踏板插头安装时需注意颜色相配，以免接至双极脚踏板用插座上。

（3）手持器械安装完毕并连接至主机后，打开主机电源测试，确认脚踏板、电源线、手持器械连接正常后方可使用。

（4）开放手术用手持器械的安装

①将不锈钢手持钳的尾部突起嵌入到电极尾部的槽中；

②将电极的中间部分嵌入至不锈钢手持钳的钳身；

③将电极前端两边的咬合栓由近至远地轻轻嵌入到不锈钢手持钳前端钳口上的插孔中；

④嵌入完毕后，将一块湿纱布放置于钳口中，轻轻关闭钳口，确保前端的咬合栓正确嵌入。

（5）针对不同厚度的组织，手持器械的咬合（闭合）力度应有所不同。

（6）手术中需根据组织的不同调整输出功率的设定，输出功率尽可能小。

（7）当主机发出连续两声短音时，提示闭合带完全形成；如若不然，则应提醒医生必须进行常规观察，根据情况进行下一步工作。

（8）术中注意保持钳口部分清洁，如果出现焦痂凝集，洗手护士应及时浸泡并用湿纱布轻轻擦拭钳口，勿将电极从金属钳身上取下。

（9）关闭主机电源开关后，方可拔除各外接插头。

4. 设备维护与保养

（1）器械使用后需及时、迅速、彻底地清洁保养，清洁开放用器械时须注意不可伤及电极上面的咬合栓（断裂或分叉均不可）。

（2）检查器械消耗品时，如果出现损伤则必须丢弃。

第六节 氩气刀

氩气刀是一种新一代高频能量的电刀系统。氩气是一种惰性气体，不易燃烧、爆炸、性能稳定、对人体无害，在高频高压电流的作用下，易被电离成氩气离子。氩气离子具有极好的导电性能，能够连续传递电流，最终在出血创面上形成一层氩气弧，从而产生很好的止血效果。氩气弧为常温，对不导电的物品（纱布、乳胶手套）不产生作用，较为安全。氩气刀在切割时产烟少，组织烫伤坏死层浅，对脂肪、肌腱等组织的切割速度快，无论对点状出血或大面积出血，都具有非常好的止血效果。适用于所有需用高频电刀的手术，对高阻抗组织（如骨、韧带）有良好的止血效果。见图 4 - 6 - 1，4 - 6 - 2。

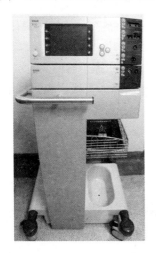

图 4 - 6 - 1 氩气刀主机

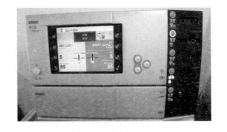

图 4 - 6 - 2 氩气刀主机

1. 操作准备

（1）着装整洁规范，符合手术室要求，洗手，戴口罩。

（2）用物准备：氩气刀主机、氩气刀、手柄连线、氩气瓶。

2. 操作方法

（1）打开氩气瓶开关，检查有无漏气，氩气瓶的压力是否足够。

（2）连接氩气刀电源插头。

（3）将负极板插头接到氩气刀上。

（4）氩气刀手柄连线接到主机上，检查接口是否紧密。

（5）打开电源，机器自检，选择输出模式、功率，调节各项参数。

（6）根据工作环境，适当调节工作指示音量。

（7）使用完毕，电刀、电凝功率均调至"0"。

（8）顺时针方向关闭氩气瓶阀门，将手柄卸下，排掉余气。

（9）关闭电源，擦拭整理仪器，归于原位，填写使用登记。

3. 安全操作注意事项

（1）当氩气流量表压力降至"0"时，及时更换氩气瓶，以免影响手术。

（2）使用前，可对准湿纱布测试有无氩气输出。

（3）保持合适的距离，勿将氩气刀喷头直接接触组织，最佳工作距离为 1~1.5cm。

（4）使用后请勿浸泡，安装之前注意用纱布擦干器械上的水分。

（5）手术台上，氩气刀最好装在器械袋里，管线远离锐利器械，防止划伤。

（6）刀头手柄及管线用压力蒸汽或低温等离子灭菌。

4. 设备维护与保养

（1）使用前必须先开氩气再开机，结束后先关氩气再关机。

（2）在使用过程中，如出现突然断电（停电、插头松落等），接好电源后重新启动开机程序（自检、复位、调至正常流量状态）。

（3）放余气时应注意氩气必须是"氩气开"和"正常流量"的状态，否则不能排出余气。

（4）机器调试完毕后再接刀笔，因刀笔接上后影响机器调试。

（5）安排专人进行管理、检修，每半年请专业人员进行彻底维护与保养一次。

（6）建立使用登记本，每次使用后应有详细的使用记录，以便及时了解仪器的使用情况和使用寿命，及时维修更换。

第七节　超声吸引刀

超声吸引刀（又称"CUSA"刀）是近年来逐渐被广泛使用的一种新型手术设备，是外科超声手术器械设备的一项新进展，其凭借电陶瓷将电能转变为机械振动，通过空化作用将目标组织粉碎切除，再经冲洗液混合乳化并负压吸除，优点是不损伤血管壁、淋巴结、神经等周围重要结构。由于"CUSA"刀同时具备振动切除、冲洗和吸引三种功能，使手术操作准确、迅速，缩短手术时间，手术视野清晰，能选择性地保留大于1mm直径的血管和神经，迅速地切除肿瘤组织。适用于肝胆外科、神经外科、眼科、乳腺科等手术。见图4-7-1，4-7-2。

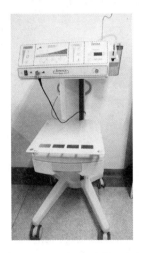

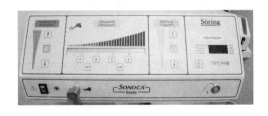

图4-7-1　超声吸引刀主机　　　　图4-7-2　超声吸引刀主机

1. 操作准备

（1）着装整洁规范，符合手术室要求，洗手，戴口罩。

（2）用物准备：超声吸引刀主机、刀头及连线、脚踏开关、500ml 0.9%0.9%氯化钠注射液、一次性吸引及冲洗管路。

2. 操作方法

（1）连接电源线、脚踏开关，挂好吸引瓶，连接负压吸引装置。

（2）在冲洗挂杆上挂 1 瓶 500ml 0.9％0.9％氯化钠注射液。

（3）打开无菌的刀头及连线、一次性吸引及冲洗管路于手术台上。

（4）洗手护士操作：①连接刀头及连线、一次性吸引及冲洗管路；②连接好刀头端后，留够台上的操作长度，并妥善固定于手术台上，将另一端交给巡回护士连接主机。

（5）冲洗管滴壶端插入 0.9％氯化钠注射液瓶中。

（6）冲洗管的硅胶段夹入蠕动泵中，按压固定夹将蠕动泵两侧黑色卡子向下卡紧，防止管路滑动。

（7）一次性吸引管路一端连接负压吸引装置，将刀头连线与主机接口红点对红点连接。

（8）开机自检完成后"OK"灯亮，表明机器正常。

（9）手术开始前，按冲洗区的"Filling Hose"快速冲洗键，将冲洗管路充满 0.9％氯化钠注射液，至刀头滴水为止。

（10）根据手术需要在控制面板上调节至适当功率及冲洗速度。

（11）使用完毕，拆卸时先关闭机器电源，再拆除刀头及连线、一次性吸引冲洗管路，清洁整理主机。

（12）按要求处理超声吸引刀刀头，气枪吹干，包装、灭菌备用。

3. 安全操作注意事项

（1）连接前确保刀头及连线的各接头处于干燥状态。

（2）刀头工作时避免与其他金属器械接触。

（3）术中应经常吸引 0.9％氯化钠注射液保证管路畅通。

（4）注意刀头轻拿轻放，因内部置有易碎的电陶瓷片。

（5）刀头及连线可压力蒸汽灭菌、低温消毒灭菌，请勿浸泡。

（6）关机时，先关机再拔电源。

4. 设备维护与保养

（1）仪器使用时严格按照操作规程操作。关机前将机器背后的入水管拔开，TEMP 变红后，再关机。

（2）刀头在使用中，需不断吸引 0.9％氯化钠注射液，以免血液在吸引管壁上结痂。

（3）仪器背后的冷却水需用蒸馏水，量需达到标志线，如天天使用，每月更换 1 次。如果长时间未使用（超过 10 天），将冷却水倒掉，避免水变质，堵塞冷却水系统。

（4）刀头用水冲洗干净后，再用蒸馏水冲洗1遍，放于专用器械盒内盘好保存，注意刀头与连接线接口处不要打死折，以免折断线缆内的线路。

（5）吸引瓶要注意吸引量，以免倒吸到机器内。

（6）禁止在机器上堆放其他物品，机器控制面板无法承受较大压力。

（7）专人负责，建立使用登记本，定期检查，以便及时了解仪器的使用情况和使用寿命。

（8）每半年进行一次超声吸引刀的彻底维护与保养。

第八节　电动止血带

电动止血带有自动加压、自动计时、瞬间放气等功能，四肢手术应用电动止血带，最大限度地减少了创面出血，达到了止血、暴露术野的目的，缩短了手术时间。根据手术部位的需要设定压力、时间等各项参数。电动止血带通过高效气压泵快速泵气，从而压迫肢体，暂时阻断血流流向肢体，阻断局部血液循环，提供一个无血的手术视野，同时减少手术出血量，有助于手术操作。适用于骨科、烧伤整形、显微外科等各类四肢手术。见图4-8-1，4-8-2。

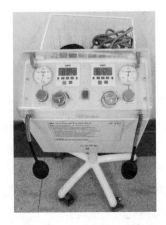

图4-8-1　电动止血带

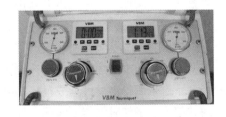

图4-8-2　电动止血带

【操作步骤】

1. 操作准备

（1）着装整洁规范，符合手术室要求，洗手，戴口罩。

（2）用物准备：电动止血带、止血带袖带。

2. 操作方法

（1）据患者的年龄，上、下肢体选用合适的止血带袖带。

（2）接通电源，连接止血带与主机。

（3）检查机器性能，是否漏气。

（4）调节充气压力，驱血或抬高患肢后旋转按钮充气。一般标准设定值：上肢 200～250mmHg、时间 <60 分钟；下肢 300～350mmHg、时间 <90 分钟。如根据患者血压设定，上肢压力为患者收缩压加 50～75mmHg，下肢压力为患者收缩压加 100～150mmHg。

（5）设定计时时间，充气完毕按下"Start"键开始工作，进入倒计时状态，倒计时结束后机器自动报警。

（6）手术结束后，按"Stop"键停止，松止血带，应先将调节气量的按钮归零，然后按下"放气"钮，关闭电动止血带总开关，卸下止血带，拔掉电源插头，收好止血带备用。

3. 安全操作注意事项

（1）掌握电动止血带应用的适应证及禁忌证，如：血栓性静脉炎、肺栓塞、明显的周围血管病、严重的高血压、糖尿病、镰状细胞性贫血、化脓性感染坏死患者禁用，严重挤压伤或远端严重缺血者忌用或慎用。

（2）熟练掌握使用方法及性能，应根据上、下肢选择合适的止血带，选择肌肉丰富的部位，避开皮下脂肪、肌肉少的部位以免损伤神经。止血带绷得不要过紧或过松，以能放进一手指为宜。严格掌握其缚扎部位、工作时间与工作压力。

（3）止血带缚扎前患肢局部皮肤保持干燥，防止毛发和杂物卷入，充气后不能旋转止血带以免因剪切力使局部皮肤受损。

（4）消毒术野皮肤时巡回护士应做好防护措施及监督工作，将干纱布衬于切口端的止血带一周，防止消毒液浸入缚扎部位皮肤引起灼伤。

（5）严密观察血压变化。电动止血带降压时可出现血压的变化，甚至发生止血带休克。

4. 设备维护与保养

（1）止血带缚扎在肢体上方能充气，止血带扎紧后需另行绷带固定，防止在充气过程中因压力过大而挣脱。

（2）禁止按键压力过大、过快，以免失灵。

（3）发生断电或无电源时，可用手动充气球手动充气。

（4）电动止血带应每半年检修一次，使用前必须检查阀门连接是否良好。

第九节　C 型臂

C 型臂为一种可移动的 X 线机，因机身为英文字母"C"型而得名。它的结构简单，移动方便，主要是通过影像增强器在显示屏幕上直接显示被检查部位的 X 线图像，可以自动保存图片，供术者观看，大大缩短了手术时间。适用于骨科骨折定位、固定、椎间盘造影和消融、经皮穿刺以及术中取金属异物等。见图 4-9-1。

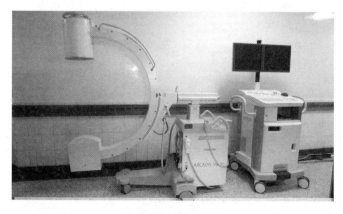

图 4-9-1　C 型臂

1. 操作准备

（1）着装整洁规范，符合手术室要求，洗手，戴口罩。

（2）用物准备：C 型臂。

2. 操作方法

（1）松开脚刹，将操作机推至手术床并调节手术床的位置。调节高度完毕，锁紧脚刹及各制动开关。显示器放于术者便于观看的位置。

（2）连接操作机与显示屏的高压电缆，接通电源。

（3）打开操作机控制面板上电源开关自检。

（4）松开 C 型臂上制动开关，调节 C 型臂使球管和接收器对准拍摄部位，然后锁定制动开关。

（5）在操作控制面板上选择透视或拍片功能，选择手动和自动程序调节能量大小。根据手术需要调节图像大小、清晰程度、自动保存功能等。

（6）工作人员穿戴防护用具，做好防护准备，选择手控或脚控开关进行放电拍片。

（7）操作完毕，关闭控制面板电源开关，拔下电源插头，整理线路。推至指定位置，锁紧脚刹及各制动开关。

（8）专人在登记本签名，并记录使用时间。

3. 安全操作注意事项

（1）手术室应选择可透过 X 线的手术床，手术间墙壁、天花板、门等要有加铅防护层保护。

（2）手术中需使用防护设备，如可移动的铅挡板、铅衣、铅围裙、铅围颈等。

（3）放电时，室内人员尽量远离球管 2m 以上，距离球管 0.91m 的工作人员必须穿戴防护用具，避免原发射线的照射。

（4）操作时手术门外悬挂警示标示，避免危害他人健康。

（5）注意手术中使用时的无菌操作，球管进入手术区域时要套无菌机套或加盖无菌单，防止污染手术切口。

（6）移动设备时注意控制方向，防止撞击损伤仪器。保护高压电缆，避免受损，禁止过度弯曲和折损电缆。

4. 设备维护与保养

（1）操作人员需经培训后方可使用。

（2）C 型臂 X 线机要保持清洁，防止灰尘过多引起 X 线管面放电致使球管破裂。由专人对荧光屏每周清洁一次，屏幕禁止用手指触摸，须用优质镜头纸擦拭，或用一块干净纱布，定期对机器进行擦拭、消毒。

（3）操作台面每月清洁一次，禁止使用清洁剂或任何溶剂，禁止使用含有任何溶剂的蜡状物。

（4）运动装置每月清洁一次，转轴在轨迹上运动时会留下污物，应定期擦净。

（5）每半年进行一次 C 型臂的彻底维护与保养。

第十节　手术动力系统

动力系统广泛应用于骨科、耳鼻咽喉科、颌面外科、整形外科、创伤外科、神经外科等领域。它在手术中替代了手术医生的许多手工操作，如对骨组织的钻孔、铣削和磨销等处理，处理省时省力、效果好，提高了工作效率。见图 4 - 10 - 1。

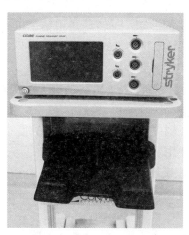

图 4 - 10 - 1　手术动力系统

1. 操作准备

（1）着装整洁规范，符合手术室要求，洗手，戴口罩。

（2）用物准备：手术动力系统、冲洗泵头、接头及钻头、脚踏开关。

（3）操作人员熟练掌握史塞克颅脑动力系统的操作。

（4）环境温、湿度符合设备工作要求：温度 18~35℃，相对湿度 10%~85%。

2. 操作方法

（1）手机的连接：①主机－连线连接，将通用连线或手机连线上的●对准主机手机接口上面的●轻轻插入；②手机－连线连接，手机上的▲和连线上面的▲对准连接。

（2）脚踏开关的连接：将通用连线上的接头对准主机上的红点进行插入。

（3）冲洗泵头的安装：将冲洗泵头直接插入主机冲洗泵头插口即可。

（4）手控开关的连接：以通用手控开关为例，Saber 手控开关从手机前面点对点接入。

（5）接头的连接：①转动通用钻手机上的拨环到"Load"位置；②将接头按箭头方向接入手机，接入过程中切勿用力转动接头。

（6）接头及钻头的拆卸：①转动通用钻手机上的拨环到"Eject"位置，拆下接头；②转动接头上的拨环到"Load"位置，轻轻拔出钻/磨头。

（7）钻头的安装：①转动通用钻手机上的拨环到"Run"位置；②转动接头上的拨环到"Load"位置；③按箭头方向插入钻/磨头；④转动接头上的拨环到"Run"位置，轻拉钻/磨头，确认其已经与接头牢固连接后方可使用。

3. 安全操作注意事项

（1）所有手机连接前不可打开电源，防止静电冲击，损伤手机中的控制芯片。

（2）点对点连接：①手机电缆金属端的凹点对准控制台插口上的圆点，垂直插入，不可旋转；②手机电缆黑色塑料端的箭头，垂直相连，不可旋转。

（3）若要连接冲洗管，先要将控制台泵头上的黑色保护盖卸下。

（4）通用手机与接头连接好后，须将手机上的标志横线拧至"Run"位置，方能工作。

（5）使用前，务必检查钻头或锯片是否卷边或缺刃，任何磨损的配件都不可继续使用，否则会造成手机和控制台的损坏。

（6）开机后，若显示屏出现斜线符号，说明手机或电缆可能没有连接好或故障，请首先检查连接是否正确。

（7）所有手机都是自动识别的，并自动设置推荐的使用模式，如转速、刹车等。如果不符合医生的使用习惯，可在触摸屏上直接更改。

（8）手机最好间歇使用，防止连续高速运转导致手机过热。

（9）本系统可以同时接两把手机，建议医生交替使用，延长使用寿命。

（10）拆卸前先关闭电源。

（11）脚踏连线不建议从控制台上拔下，以防接头被误踩。

（12）按住拉环直接拔开，即可拆开手机和电缆，不可旋转。

4. 设备维护与保养

（1）拆卸：动力手机部分全部拆开：包括手机电缆、手机、接头、钻头或锯片、手控开关，必须一一拆开（开颅钻钻头还要继续拆为三件）。

（2）冲洗：用温和的清洁流动水冲洗接头外壳、动力手机前段。注意：①手机、接头等绝对不允许浸泡在液体里；②防止水进入动力手机的末端或电缆连接口，如果不小心进水，必须立即擦干或吹干；③脚踏开关、手机电缆、控制台用蘸清水的软布擦拭表面即可。

（3）干燥：用软的干毛巾将动力手机、接头等上面的水迹擦干净，建议用吹风机将里外都吹干。

（4）润滑：用专用灌装润滑油喷射接头 2~3 秒。注意：①必须使用专用的润滑油，其他的润滑油仍然含有杂质会损害传动零件；②动力手机是永久润滑的，不需任何润滑，只需对接头实施润滑；③喷射润滑油时间不可太长；④不同系列的钻接头需用不同的润滑油。

（5）建议消毒、灭菌方法：①Hi - Vac 预真空高压灭菌；②环氧乙烷灭菌；③脚踏开关、控制台可擦拭消毒；④手机、接头等不可浸泡消毒。

（6）每半年进行一次动力系统的彻底维护与保养。

第十一节　手术显微镜

手术显微镜是显微外科手术的主要设备，其能使手术者完成常规手术技术不能完成的操作。手术显微镜的构造包括：①观察系统，包括目镜、变倍组合镜片、物镜、助手镜及其他装置，如分光器、镜身倾斜及旋转装置等；②照明系统；③控制系统；④支架系统；⑤附属装置，如各种放大倍数的目镜和物镜、摄像、电视装置等。见图4-11-1。

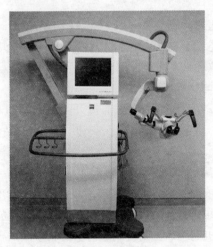

图4-11-1　手术显微镜

1. 操作准备

（1）着装整洁规范，符合手术室要求，洗手，戴口罩。

（2）用物准备：显微镜、电源线、医用无菌显微镜套。

（3）操作人员熟练掌握手术显微镜的操作。

（4）去除显微镜光学保护套。

（5）环境温、湿度符合设备工作要求：温度 18～35℃，相对湿度 10%～85%。

2. 操作方法

（1）开机：①移动显微镜：松开底座刹车，将显微镜移动到合适位置后刹车固定；②接电源：接通电源，打开电源开关，等待机器自检或加载系统完成，并观察是否有故障信息；③调整关节锁：拉开开关锁或将关节固定螺丝调成竖线形状；④调整主镜位置：双手操作多功能手柄，打开关节磁控锁将主镜移至合适的位置，应有足够的空间调整镜头和套无菌套；⑤调整镜头角度：按手术需要调整好主镜头、主目镜和助手镜的角度；⑥调整平衡：根据已调整好的主镜头和目镜的角度测试和调整好支架和悬吊臂等的平衡状态；⑦测试光源：打开光源测试灯光，关闭光源待用；⑧套无菌套：将镜头套上无菌套待用，有抽气功能的进行抽气；⑨调整位置：将底座移至合适位置使镜头可伸展到手术野，并保证有一定的活动空间，锁上底座，打开光源即可使用。

（2）关机：①关闭光源：显微镜使用完毕后先关闭灯泡，待散热 3 分钟以上后再关闭光源电源；②移动位置：松开底座刹车，将显微镜移到有足够空间的地方；③检查：检查显微镜性能，紧固松动的固定螺丝，清洗镜头，盖上镜头盖，用软布清洁干净镜架表面的污渍；④锁关节锁：双手操作多功能手柄打开磁控锁将支架等折合恢复原始位置，锁上关节锁或将固定螺丝旋至直线位置；⑤关闭电源：关闭主机电源，待主机完全关闭后再拔掉电源线插销；⑥定点放置：使用完毕的显微镜常规放置于常温干燥的贵重仪器室，并套上防尘套。

3. 注意事项

（1）必须经过培训方可使用和调试手术显微镜。

（2）在移动显微镜时要稳要慢，避免碰撞和剧烈的振动。

（3）在给显微镜套无菌套使用橡皮筋进行固定时，须防止橡皮筋紧扎调聚、调倍等旋钮，阻碍其自由转动。

（4）切勿用过氧化氢溶液等强氧化剂或其他腐蚀性液体清洗镜头。

4. 设备维护与保养

（1）显微镜外表面可使用清水、中性清洁剂进行清洁擦拭保洁，不得使用酒精或其他高强度消毒剂进行灭菌设备的清洁，不能使用研磨剂或粗糙的清洁工具。

（2）光学镜头定期用脱脂棉蘸无水酒精擦拭，保持干净。

（3）平时不用时应用防尘布罩盖住显微镜，保持光学系统的清洁。

（4）每半年进行一次显微镜的彻底维护与保养。

第十二节　腹腔镜系统

腹腔镜手术是当今外科领域中发展最快的手术种类之一，得到外科医生和患者的认可。腹腔镜手术是利用内视镜将腹腔内的状况显现于监测屏幕，使外科医生不必打开腹腔就可以对腹腔内的脏器进行必要的手术操作。腹腔镜系统主要由摄像主机、光源、监视器、气腹机和台车等构成。目前腹腔镜手术的范围已扩展到了普外科、肝胆外科、泌尿外科、妇科、胸外科等各学科领域。腹腔镜手术与传统手术相比，有创伤小、出血少、风险低、术后粘连少、美观性高等明显优势。见图4－12－1。

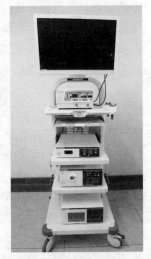

图4－12－1　腹腔镜

1. 操作准备

（1）着装整洁规范，符合手术室要求，洗手，戴口罩。

（2）用物准备：摄像主机、光源、监视器、气腹机、台车、CO_2气瓶。

2. 操作方法

（1）根据手术需要放置腹腔镜主机及CO_2气瓶位置。

（2）将腹腔镜的总电源线插入三相电插座。

（3）打开CO_2气瓶总开关，开分流量表开关，调节压力≤0.4MPa。

（4）打开气腹机电源开关，自检完成，气腹机供气压力指示 LED 灯亮绿色，如为红色表示气瓶压力不足，应及时更换 CO_2 气瓶。

（5）根据手术需要设定气腹压力，一般成人 12～15mmHg，小儿 8～12mmHg，根据手术需要设定气腹流量大小。

（6）依次连接洗手护士递来的气腹管、摄像头、导光束（注意无菌原则）。

（7）打开监视器、摄像主机、光源，依次调节气腹流量、光源亮度、对焦对白平衡。

（8）手术结束，光源亮度调至最暗，关闭监视器、摄像主机、光源；断开气腹管，关闭 CO_2 气瓶总开关，待 CO_2 余气放完，关闭分流量表，关闭气腹机；断开总电源。

（9）整理用物，断开摄像线、导光束，擦拭后收于指定位置，擦拭腹腔镜主机、电源线和主机台车。

（10）登记使用日期、时间、性能、使用人，归位备用。

3. 安全操作注意事项

（1）摄像头导线和导光束应轻拿轻放，禁止折弯，否则容易折断，影响使用效果。

（2）镜头轻拿轻放，勿震动、撞击硬物，每次使用前后均检查镜头是否完好。

（3）术中操作时，应注意摄像头导线的角度，避免折弯，防止损坏。

（4）术后应小心谨慎撤收摄像头导线，以防坠地损坏，盖上摄像头保护帽，禁止用手直接触摸摄像头。

（5）光源主机上不放置任何物品，以免影响散热；光源的光线较强，应避免直射工作人员的眼睛。

（6）关闭光源时，应先将光源亮度调至最小，再关闭电源开关。

（7）CO_2 气瓶最好带有减压装置，与气腹机连接，用毕先关闭气瓶总开关，放净余气，再关闭气腹机。

（8）注意保持台车清洁，推拉使用过程中避免碰撞。

4. 设备维护与保养

（1）腹腔镜设备是贵重精密仪器，需专人负责管理和保养，每月定期检查设备。

（2）保持仪器的清洁，仪器不用时应用防尘罩遮盖。

（3）每次使用完毕，逐一检查仪器性能是否完好，用柔软湿布擦净仪器表面上的灰尘。

（4）放置地点应防潮、防晒，远离有毒、有害、易燃、易爆及腐蚀性液体和气体。

（5）如果仪器发生故障，不得随意拆卸，应及时请专业人员维修调试。

（6）建立使用登记本，以便及时了解仪器的使用情况和使用寿命，及时更换。

（7）每半年进行一次腹腔镜设备的彻底维护与保养。

第十三节　温毯机

温毯机可用于手术和非手术患者的升温和保温。通过热电与患者身体进行热量交换，最大限度地达到升温和保温的作用。手术患者因麻醉时间过长、手术创伤大、液体出入量大、体腔暴露面积大和体重过低等原因，易出现术中体温变化。体温异常变化可影响患者生命体征、心脏功能和基础代谢率等。温毯机可用于手术室、恢复室、麻醉室、妇产科、儿科、烧伤科、ICU 等为患者提供安全可靠的升温，维持患者的正常体温。见图 4 - 13 - 1，4 - 13 - 2。

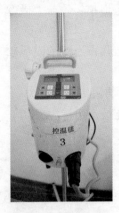

图 4 - 13 - 1　温毯机

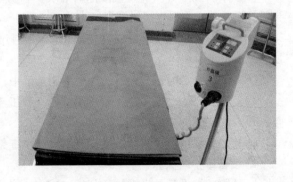

图 4 - 13 - 2　温毯机

1. 操作准备

（1）着装整洁规范，符合手术室要求，洗手戴口罩。

（2）用物准备：温毯机、电温毯、医用手术单。

2. 操作方法

（1）温毯机处于备用状态，电温毯平铺于手术床上，电温毯上铺医用手术单。

（2）接通电源，按下电源开关，机器自检后正常显示，调节所需温度。

（3）使用时注意观察电温毯表面是否干燥。

（4）手术结束后关闭开关，断开电源，整理温毯。

3. 安全操作注意事项

（1）每次使用时须确保主机和电温毯处于正常工作状态。

（2）运行中需经常检查电温毯是否干燥和连接处是否连接好。

（3）温毯温度的调节须根据患者的自身情况而定，温度不宜太高以防烫伤患者。

（4）可用"△、▽"键设定温度，设定范围15～39℃。

（5）电温毯不宜直接接触患者皮肤，以免时间过长对患者造成伤害。

4. 设备维护与保养

（1）放置于干燥处避免潮湿。

（2）每半年请专业人员对温毯机进行安全和质量检测，以确保使用安全。

（3）定期进行紫外线消毒保持设备清洁无损伤。

（4）电温毯应贮存于无腐蚀性气体和通风良好的室内，环境温度5～40℃，相对湿度不大于80%。

（5）每半年进行一次温毯机的彻底维护与保养。

第十四节 自体血液回收机

自体血液回收机是专门设计制造的用于解决血液资源紧张和避免

因输入异体血而对患者身体健康产生危害的新型医疗仪器。该机器主要是把手术中的失血收集处理后，进行自体血液回输。自体血液回收机的工作原理是将手术中的失血通过机械回收经离心杯分离、清洗、处理后进行自体血液回输的过程。适用于大出血患者的抢救、手术中无污染的引流液中的血液回收等。对手术中出血多、血小板和凝血因子消耗破坏严重的手术，可在麻醉后手术前分离提取血小板，术后再回输给患者，以减少血小板损耗，防止术后渗血。见图4-14-1。

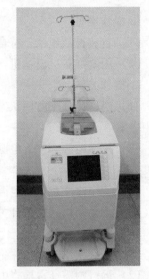

图4-14-1　自体血液回收机

1. 操作准备

（1）着装整洁规范，符合手术室要求，洗手，戴口罩。

（2）用物准备：自体血液回收机、一次性血液耗材、0.9%氯化钠注射液、肝素钠注射液，10ml注射器，配好抗凝液（肝素盐水：500ml 0.9%氯化钠注射液加入12500单位/支的肝素2支）。

2. 操作方法

（1）操作前检查自体血液回收机，保持性能良好。

（2）接通电源，检查仪器。

（3）安装一次性耗材。

（4）连接台上的吸引管接通抗凝液和储血罐，接好清洗用0.9%氯化钠注射液，检查负压是否正常，设定仪器数据即可按照进血、清洗、排空的步骤进行工作。打开回输袋上小盖，插入输血器，即可为患者回输清洗过的红细胞。

（5）手术结束后拆除耗材。

（6）清洁仪器后关机待用。

3. 安全操作注意事项

（1）在回收、清洗和回输时，注意报警装置及冲洗0.9%氯化钠注射液是否充足。

（2）在术中回输时，按照静脉输血的操作程序，注意安全。

（3）操作者必须保证管路的通畅，防止扭曲和打折，并注意调整肝素盐水的速度。

（4）离心时禁止打开离心机盖，离心机过热需进行维护。

（5）禁止加压回输，避免输入空气。

（6）洗涤红细胞去除了凝血因子，必要时可补充冰冻血浆或血小板。

（7）若离心杯出现问题，保存原物并和厂方联系。

（8）若回输过程中患者出现反应，保存所有物品并停止输血。

4. 设备维护与保养

（1）专人负责检查仪器的使用情况，定期保养，及时检修。

（2）仪器在使用过程中，日常保养、定期测试、检修最为重要，以保证仪器随时处于最佳工作状态。

（3）每次使用后用纱布和清水进行血液去污和日常清洁。需清洁的部位包括外壳、离心杯、血泵、光电感应器和空气滤过器。

（4）任何漏出的血液应立即清洁，避免交叉感染。

（5）使用后及时登记，以便及时了解仪器的使用情况和使用寿命，及时更换。

（6）每半年进行一次自体血液回收机的彻底维护与保养。

第十五节　除颤仪

除颤仪是利用电能来治疗快速异位心律失常的一种仪器。电击除颤就是利用足够大的电能量流过心脏来刺激心肌，使所有的心肌细胞同时去极化，然后同时进入不应期，从而促使颤动的心肌恢复同步收缩状态，使心肌恢复正常，从而达到除颤目的。然而只有一定幅度和一定的持续时间的电流才能起到除颤作用。其适应证包括：①心室颤动是电复律的绝对指征；②慢性心房颤动（房颤史在 1～2 年以内），持续心房扑动；③阵发性室上性心动过速，常规治疗无效而伴有明显血流动力学障碍者或预激综合征并发室上性心动过速而用药困难者；

④呈1:1传导的心房扑动。禁忌证包括：①缓慢心律失常，包括病态窦房结综合征；②洋地黄过量引起的心律失常（除室颤外）；③伴有高度或完全性传导阻滞的房颤、房扑、房速；④严重的低血钾暂不宜作电复律；⑤左房巨大，心房颤动持续一年以上，长期心室率不快者。见图4-15-1。

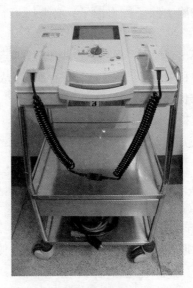

图4-15-1 除颤仪

1. 操作准备

（1）着装整洁规范，符合手术室要求，洗手，戴口罩。

（2）用物准备：除颤仪、导电胶。

2. 操作方法

（1）迅速熟悉、检查除颤仪，各部位按键、旋钮、电极板完好，电能充足。

（2）患者取平卧位，操作者位于患者右侧位。

（3）迅速开启除颤仪，调试除颤仪至监护位置，显示患者心律。

（4）用干布迅速擦干患者胸部皮肤，将手控除颤电极板涂以专用导电胶。

（5）确定手控除颤电极板正确安放胸部位置，前电极板放于胸骨外缘上部、右侧锁骨下方。外侧电极板放于左下胸、乳头左侧、电极板中心在腋前线上，并观察心电波型，确定为室颤。

（6）选择除颤能量，首次除颤用200J；第二次用200～300J；第三次为360J。

（7）按压除颤"充电"按钮，使除颤器充电。

（8）除颤电极板紧贴胸壁，加以适当压力，确定周围无人员直接或间接与患者接触。

（9）除颤仪显示可以除颤信号时，双手同时协调按压手控电极两个"放电"按钮进行电击。

（10）放电结束不移开电极，观察电击除颤后心律，若仍为室颤，则选择第二次除颤、第三次除颤，重复第4～10步骤。

3. 安全操作注意事项

（1）除颤仪到位前，要持续有效的心肺复苏。

（2）操作者的手应保持干燥，禁用湿手握电极板。

（3）放电时在电极板上应施加一定力量，使电极板与患者皮肤密合，以保证较低的阻抗，有利于除颤成功，同时也避免烧伤患者的皮肤。

4. 设备维护与保养

（1）每次用仪器后用清洁的专用抹布湿式擦拭，禁止使用腐蚀性液体或溶剂清洁仪器。使用后做好记录。

（2）每月需要进行交流电源、漏电安全测试，并做好记录。

（3）每次使用除颤、监护后电量耗尽的电池需要完全充电16小时。

（4）每月专管人员将除颤仪与电线断开连接，检查电池耗尽前所需时间大于1.8小时。

（5）每半年彻底维护与保养一次。

第十六节　钬激光碎石系统

钬激光碎石系统可将结石打碎并排出体外，使输尿管尿液通畅。钬激光的应用是目前众多外科手术用激光中最新的一种。产生的能量可使光纤末端与结石之间的水气化，形成微小的空泡，并将能量传至结石，使结石粉碎成粉末状。同时钬激光对人体组织的穿透深度很浅，仅为 0.38mm。因此在碎石时可以做到对组织损伤最小，安全性极高。钬激光对任何部位、任何成分的尿路结石，都能以其特有的高效碎石方式使之碎成粉末，是治疗尿路结石高效、安全、低耗、省时且副作用极低的"新式武器"。适用于：①输尿管中、下段结石；②体外碎石失败后的输尿管上段结石；③体外碎石后的"石街"；④结石并发可疑的尿路上皮肿瘤；⑤X 线阴性的输尿管结石；⑥停留时间长、体外碎石困难的嵌顿性结石；⑦合并输尿管狭窄、炎性息肉的输尿管结石。见图 4 – 16 – 1。

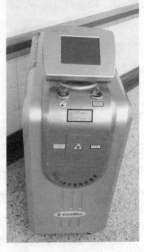

图 4 – 16 – 1　钬激光主机

1. 操作准备

（1）着装整洁规范，符合手术室要求，洗手，戴口罩。

（2）用物准备：腹腔镜摄像系统主机、光导、钬激光主机、光纤、脚踏开关。

2. 操作方法

（1）主机控制：主机面板包括急停开关（紧急激光终止按钮）、指示灯、触摸显示屏三部分。红色按钮是急停开关（紧急激光终止按钮）。紧急情况下按下该按钮即可断开控制系统电源和激光器电源。顺时针旋转急停开关即可恢复到常态。触摸屏是治疗机主要的操作及显示装置，除了显示设备的当前工作状态、激光参数（脉宽、频率、能量和功率）、指示光开关、待机/准备切换及关机等功能，其中激光参数、指示光开启与关闭只能在待机状态下进行。脚踏开关用于在准备状态下执行出光操作。

（2）当确认安装操作无误后，将治疗机后盖上的空气开关"7"向上扳到"ON"位置，电源指示灯亮。

（3）将钥匙插入钥匙开关"4"，顺时针旋转 90°，水泵工作，制冷压缩机启动，控制器启动，屏幕进入启动界面。控制系统控制激光电源启动，随后设备进行自检。

（4）根据临床手术方法及适用证选择适当的光纤和功率。

（5）需对频率设置时，在"待机"状态下，按屏幕上的"频率"按钮，该处和对应的标尺上方的数值均变成绿色，表示该参数被激活，可进行设置。

（6）参数设置完成后，再按"待机"键，"待机"变成"准备"，此时治疗机处于准备工作的状态，踩下脚踏开关，即可按设定的状态和参数工作。

（7）手术结束后，在工作界面点击"待机"按钮进入待机模式，点击屏幕主界面上"关机"键，等屏幕出现"可以安全关机了"字样时，按确认键后，设备正常关机，关闭钥匙开关"4"，然后关闭空气开关"7"。

（8）将光纤保护罩盖好，收入光纤盘中，取走钥匙，盖好治疗机的激光输出口护盖、整机防尘罩。

3. 安全操作注意事项

（1）控制面板左下角有指示栏，当踩下脚踏开关输出激光时，指示栏内开始记时，面板上有激光输出的警告标识，光纤出口严禁直接照射人眼。

（2）若不按上述规定使用控制或调整装置或执行各步操作，则可能引起有害的辐射照射。

（3）脚踏开关可以激活光束，操作者在准备状态发射激光之前，勿踏脚踏开关。

（4）在治疗过程中，遇到紧急情况需快速停止出光时，可按下治疗机的紧急激光终止按钮。

4. 设备维护与保养

（1）治疗机由专业人员进行检查，每年不少于 1 次。

（2）激光器由精密光学元件组成，设备长时间不使用时，激光器的激光输出口需旋上其自带的螺帽以保护激光器内部不进入灰尘、水汽、污染物，因此要求设备的安装场所必须清洁、干燥、无尘，环境温度保持在 4～40℃。

（3）光纤的耦合效率和端面状况对激光的输出有非常大的影响。

因此每次使用前要对光纤端面进行检查、清理或修整。光纤使用过程中，应尽量避免极度弯折而导致光纤损坏。当设备使用完毕，光纤耦合系统从治疗机耦合头取下时，应及时戴上其自带的防尘胶套。

(4) 定期查看设备内部是否泄漏，冷却风扇是否工作正常。

(5) 每半年进行一次钬激光主机的彻底维护与保养。

第十七节　机器人操作系统

机器人手术是利用一定的技术将医生的手与器械端运动一致，从而对器械进行有效的控制。这有助于医生将开放手术中的经验利用到机器人手术之中。医生手上动作被等比例地调整，滤除抖动，并精确地传递至患者身旁的机器臂及器械上。机器人操作系统主要由控制台和操作臂组成，控制台由计算机系统、手术操作监视器、机器人控制监视器、操作手柄和输出输入设备等组成。手术时外科医生可坐在远离手术台但可以看到患者的控制台前，头靠在视野框上，双眼接受来自不同摄像机的完整图像，共同合成术野的三维立体图。医生双手控制操作杆，手部动作传达到机械臂的尖端，完成手术操作，从而增加手术操作的精确性和平稳性。见图 4 -17 -1，4 -17 -2，4 -17 -3。

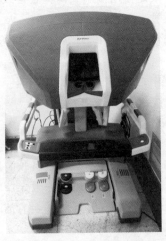

图 4 -17 -1　医生控制台

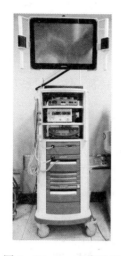

图 4 - 17 - 2　成像系统

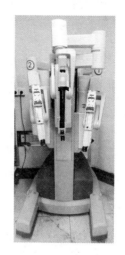

图 4 - 17 - 3　床旁手术机械臂

【操作目的及应用范围】

机器人手术是主刀医生借助机器人手术系统完成微创、精确的手术，对于患者来说手术的精确度大大增加，创伤更小使微创手术的指征更广；减少术中的组织创伤和炎性反应导致的术后粘连；减少术后疼痛等。

目前，机器人手术广泛应用于包括心脏外科、泌尿外科、妇科、普外科、肝胆外科和小儿外科的婴幼儿手术等。

【操作步骤】

1. 将机器人的医生控制台、成像系统、床旁手术机械臂系统三个组成部分进行连接。

2. 开机时和手术中随时检查系统和手术器械的状态。

3. 开机设立三维立体成像，调节镜头的白平衡，校正镜头，确保两个光学通道准确地融合成精确的 3D 图像。

4. 手术结束后，拆除床旁机器手臂系统的无菌保护罩，切勿强行拆除。

5. 根据成像系统屏幕符号显示随时了解工作状态，手术结束后记录手术所用的手臂剩余次数。

【注意事项】

1. 机械人手术参与人员需经专门的技术培训，经考试合格，严格按照操作规程操作。

2. 机器人系统设备定位放置、专人管理。

3. 将机械手臂系统最小化，放置在手术间指定位置充电备用。

4. 连接三个系统的导线盘大圈收纳，切勿打死折造成损坏。

【设备维护与保养】

1. 机器人系统设备是贵重仪器，需专人负责管理和保养。

2. 保持机器人系统三个设备的清洁，不用时应用防尘罩遮盖。

3. 每次使用完毕，检查仪器性能是否完好，用柔软湿布擦净设备表面上的灰尘。

4. 尽量减少机器人系统不必要的移动，避免造成设备的损坏。

5. 建立使用登记本，以便及时了解使用情况和手臂使用寿命，及时补充耗材。

6. 专业维护、定期检测，定期请专业人员对机器人系统进行维护保养。

第十八节　快速压力蒸汽灭菌器

快速压力蒸汽灭菌器属于小型压力灭菌器的一种，通过减少蒸汽通透时间，使用达到灭菌的最小参数，从而实现物品快速灭菌效果，主要用于应急物品的灭菌处理。灭菌器可分下排气、预真空和正压排气三种。快速压力蒸汽灭菌器采用正压脉冲置换法将空气从卡式盒内彻底排出。按开始键后，蒸汽发生器加热至特定温度，泵入定量蒸馏水，转化成蒸汽。然后蒸汽便自动地注入装有待灭菌器械的卡式盒内，形成蒸汽墙。随着蒸汽有序地注入，卡式盒内的空气被不断地排除到废水瓶内。快速灭菌器由于无干燥程序，缺乏结果监测和记录，裸露运送存在二次污染等问题，不能作为手术器械常规灭菌的首选。快速压力蒸汽灭菌器适用于口腔科、耳鼻喉科、眼科器械和各种手术器械及硬性窥镜快速灭菌，提高工作效率，优化医院和科室的时间管理，减少器械投资。所有能灭菌器械的前提是能够承受 134℃、320kPa 的器械，有内腔的器械则长度不超过 1.2m、内径不小于 2mm。见图 4 - 18 - 1。

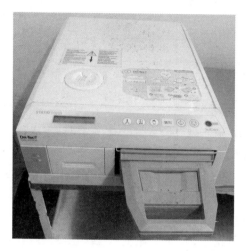

图 4 - 18 - 1　快速压力蒸汽灭菌器

1. 操作准备

（1）着装整洁规范，符合手术室要求，洗手戴口罩。

（2）用物准备：快速压力蒸汽灭菌器、卡式盒、蒸馏水、灭菌指示卡。

2. 操作方法

（1）打开电源，机器自检。检查水箱水位，按需要添加蒸馏水。

（2）取出卡式盒，一只手握住卡式盒的手柄向外平拉，当卡式盒的提手完全暴露时，抓住提手，两手协同抽出卡式盒。

（3）打开卡式盒，将其平放于台面上。双手放于手柄两侧同时稍用力打开，不可上下硬掰手柄前端。

（4）放入待灭菌物品及指示卡。

（5）关闭消毒盒并送入卡仓内。一只手握住卡式盒手柄，另一只手提起卡式盒的提手，将卡式盒的后部插入卡仓内，再把提手放于盒的前部，轻轻向卡仓内推动卡式盒，直到听到"咔嗒"一声轻响，不可用力过猛。

（6）根据待灭菌物品材质选择程序模式。

卡式压力蒸汽灭菌器的灭菌循环说明表

循环	非包裹	橡胶/塑料
灭菌时间	3.5 分钟	15 分钟
灭菌温度	134℃	121℃
总循环时间	6 分钟	24 分钟

（7）按"开始"键开始灭菌过程，灭菌结束后按上述方法取出卡式盒并用专用推车运送至相应手术间。

（8）卡式脱离，在不使用的时候，松开消毒盘，解开消毒盘，抓住手柄推出直到有到3/4的距离，保证内表面的干燥。

3. 安全操作注意事项

（1）灭菌参数（如时间、温度）由灭菌器性质、灭菌物品材料性质（带孔、不带孔）、是否裸露而定。

（2）使用卡式盒时须轻拿轻放，将卡式盒插入机器时要慢慢推入。禁止将卡式盒放在机器上面。

（3）物品灭菌时，宜裸露并盛放于卡式盒或专用灭菌容器内，注意卡式盒内器械的摆放要求，每层放置1片化学指示卡。

（4）灭菌循环完成后要再按一次"STOP"键。

（5）灭菌后运送途中避免物品污染，4小时内使用，不可储存。

（6）工作结束后，关闭电源开关。

4. 设备维护与保养

（1）蓄水箱定期清洗（每个月要排空一次水箱，否则会产生内毒素）。

（2）经常检查细菌过滤器的颜色（每6个月定期更换空气和生物

过滤器）。

（3）经常注意机器下方及卡式盒承托框架内是否积水。

（4）注意排气管不可压折。

（5）密封圈的保养：①经常使用中性皂液护理密封圈。②密封圈老化，须及时更换。安装前先将盒盖安放密封圈的槽清理干净，将密封圈涂上一层中性润滑剂，再进行安装（每6个月或每月消毒500次更换密封圈，以先达到为准）。

（6）每半年进行一次快速压力蒸汽灭菌器彻底的维护与保养。

第十九节　低温等离子灭菌系统

过氧化氢等离子灭菌是一种不需要蒸汽、水及特殊通风排水设施的干性低温新型高效灭菌技术。其工作原理是将过氧化氢气体扩散在整个灭菌舱中，利用电频的作用使之成为等离子态。其中具有高反应性的羟自由基攻击微生物的膜脂和DNA，破坏其新陈代谢，从而杀灭医疗器械上的微生物及芽孢，最终形成无毒的终产物——水和氧气，无任何毒性物质残留，对人和环境十分安全。过氧化氢等离子低温灭菌器适用于不耐高温、不耐湿的电子仪器、光学仪器等诊疗器械的灭菌，包括金属制品、非耐热物品、非耐高温物品。例如，腹腔镜、电切镜、输尿管镜、鼻窦镜、关节镜等软硬式内镜及腔镜手术器械；无影灯柄、电钻、电锯、电池、超声刀头及手柄、内镜器械、除颤仪导线及片等以及显微外科手术器械均可适用。见图4-19-1。

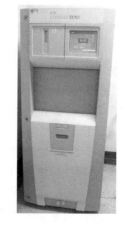

图4-19-1　过氧化氢等离子低温灭菌器

1. 操作准备

（1）着装整洁规范，符合手术室要求，洗手，戴口罩。

（2）用物准备：低温等离子灭菌器、Tyvek 灭菌袋、待灭菌物品。

（3）操作人员应熟悉掌握灭菌器的操作。

（4）灭菌器处于备用状态：蓝色的触摸屏幕显示开始执行状态。

（5）环境温、湿度符合设备工作要求：温度 18～35℃，相对湿度 10%～85%。

2. 操作方法

（1）任意点击蓝色触摸屏幕即进入登录界面。

（2）输入操作者信息及密码：两者均为小写字母 "s" 或 "o"，按 "Enter" 键确认。

（3）使用脚触开关或点击屏幕 "开门" 按钮打开舱门。

（4）按装载要求装载待灭菌物品（根据国家规范要求每天至少进行一次生物监测，建议每天第一锅将 BI 试剂随物品一起进行灭菌）。

（5）使用脚触开关或点击屏幕 "关门" 按钮关闭舱门。

（6）根据灭菌物品选择灭菌模式（标准循环/Flex 循环）并点击 "开始循环" 键启动灭菌循环。

（7）如果屏幕显示黄色提示框 "请更换新的卡匣"，根据提示和卡匣使用要求完成灭菌剂卡匣的插入。

（8）判断确认屏幕提示信息：绿色屏幕闪现 "循环已成功完成"，点击 "完成" 键确认，设备自动开门并打印灭菌物理监测结果，确认打印信息 "Process Complete" 循环完成字样。

（9）取出检查各灭菌物品并检查灭菌包化学指示变色情况，打印失效日期，确定器械搁架回归原位，点击 "关闭舱门" 键关闭舱门。

（10）消毒物品按要求归位，按要求完成生物试剂培养操作流程。

3. 安全操作注意事项

（1）待灭菌物品的注意事项

①待灭菌物品彻底拆卸后清洗干净，保持干燥，必须重视干燥环节。

②物品种类：禁止消毒纸类、布类、油类、粉剂、木制品。

③物品的包装：一次性医用复合包装材料（Tyvek 灭菌袋）、一次性医用无纺布。

④灭菌程序选择：标准循环（47 分钟）：金属器械管道：直径

0.7mm×长度 500mm；聚乙烯等普通医用管道：直径 1mm×长度 1000mm；Flex 循环（42 分钟）：一次循环可以灭菌特氟龙单通道软镜 1 或 2 套；软镜管道：直径 1mm×长度 850mm。

（2）卡匣注意事项

①使用安全有效的卡匣：在有效期范围内使用，使用中的卡匣有效期 10 天。

②正确置入卡匣：设备提示时方可置入；方向：条形码标签向屏幕；定位：插到底待设备正常吸纳。

③卡匣收集箱：自动收集，收集满 2 片时提示清空更换，收集箱放置注意方向，请戴手套清空废弃卡匣。

（3）装载物品注意事项

①不建议器械不打包置入设备灭菌，装载物和电极网之间至少预留 25mm 的空间，金属物品不能直接碰触灭菌舱电极网。

②注意物品放置时勿超出器械架范围，物品勿碰触舱门及舱底部，勿遮挡过氧化氢监测灯通道。

③Tyvek 灭菌袋注意统一方向装载，可平放、侧放；物品不能堆积放置，器械盒平置于灭菌架上，不叠加器械盒。

④无最小装载量限制，但最大装载容量以小于 80% 为宜。

4. 设备维护与保养

（1）灭菌器外表面可使用清水、中性清洁剂进行清洁擦拭保洁。

（2）灭菌舱内一般情况下不需要特别进行清洁，请保持关门状态及无遗留物品。

（3）如有需要请使用清水或中性清洁剂进行擦拭，不能使用酒精或其他高强度消毒剂进行灭菌设备的清洁，不能使用研磨剂或粗糙的清洁工具。

（4）灭菌器请保持过氧化氢监测探头处清洁无污渍，如需清洁玻璃片，请使用镜头专用清洁纸进行擦拭。

（5）每半年进行一次低温等离子灭菌器的彻底维护与保养。

第二十节　清洗机系统

全自动的清洗消毒机是一种医疗器械清洗消毒的新型设备，利用软化水、纯水、清洗剂、润滑剂等，对放在箱内清洗推车上的物品进行水流高压喷淋清洗，并在90℃的高温下进行消毒处理。它可以高效地去除病菌并清除医疗器械表面上的污垢、血迹，然后利用自身所带的烘干系统，对箱内被清洁的物品进行烘干。适用于医院手术器械、管腔器械、换药盘碗、玻璃制品等医疗用品的大批量、高洁度的清洗，是医院手术室、供应室及消毒中心的必备设备。见图4－20－1。

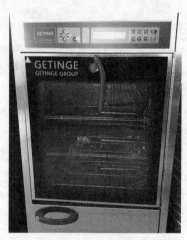

图4－20－1　清洗机系统

1. 操作准备

（1）着装整洁规范，符合手术室要求，洗手，戴口罩。

（2）用物准备：清洗消毒器、清洗剂、润滑剂。

2. 操作方法

（1）打开清洗消毒器的电源开关、纯水机电源开关、软化水器电源开关（保持24小时工作）、供水开关（压力0.2～0.6MPa）蒸汽开关（压力0.3～0.6MPa）。

（2）打开门，将需要清洗的物品装载到推车上，将推车送入设备内。清洗物品的摆放要确保清洗臂可以自由转动，不会碰到物品。关闭箱门。

（3）按下程序选择按钮，根据需要选择 P1～P6 中的一个程序。

（4）按开始键运行程序。当程序正在运行时，黄灯亮起，显示器上显示程序进行的阶段（如"Rinse 漂洗"），按下回车键可以看到当前温度，再次按下回车键可以看到剩余时间。

（5）程序完成后，绿灯亮起，门自动解锁。此时取出清洗完毕的物品，清空设备，关闭箱门。

（6）每锅清洗消毒如此重复操作。如果再次使用相同的程序，则不必再次选择程序，只需按一次开始键。当按下开始键时，黄灯会闪烁大约 10 秒，在此过程中，可以通过再按一次开始键退出程序。

（7）关机：关闭清洗机电源开关；关闭蒸汽开关；关闭软水和纯水的开关。

3. 安全操作注意事项

（1）摆放带关节轴节的器械一定要打开（如剪刀、血管钳等），弯盘、盐水碗、麻药杯等一定要斜放，开口朝下。物品的高度须保证旋转臂的正常旋转，体积较小的物品应放在精细网筐内，防止穿过箱体底部过滤网掉到循环泵中损坏设备。

（2）清洗完成后，由于器械温度高，须待其冷却后打开箱门或戴好保护手套，防止烫伤。

（3）清洗剂必须为低泡的（建议使用无泡的），注入机器上的润滑剂须是水溶性的。

（4）如果红灯亮起，则说明程序错误循环停止，请咨询维护人员。

（5）故障代码表示在清洗过程中发生了严重故障。故障必须由经授权的技术人员正确排除。故障代码的确认方式如下：记录故障代码；按下重置警告键，报警信号停止。设备保持锁定状态，但程序已停止；排除故障或打开箱门取出物品，再次按下重置警告键，排干设备中的水。

4. 设备维护与保养

（1）在使用前后检查并确保清洗箱的底部没有物品。

（2）检查并确保清洗臂可以自由旋转，清洗臂上的孔没有被阻塞。

（3）定期拆卸并清洁清洗臂、清洗箱底部的滤器。

（4）打开清洗剂容器的门，检查并确保有足够的清洗剂或增亮剂。

（5）检查推车与进水连接是否适当，若没有正确连接，调整弹簧。

（6）保证清洗箱中没有水垢沉积物。定期在清洗箱中加入专用除垢剂，运行除垢模式（该模式时不要放置任何物品在设备内），以去除残留的沉积物。

第二十一节　高温高压灭菌系统

高温高压灭菌系统不仅可以杀死一般的细菌、真菌等微生物，对芽孢、孢子也有杀灭效果，是最可靠、应用最普遍的物理灭菌方法。主要应用于能耐高温的物品，如培养基、金属器械、玻璃、搪瓷、敷料、橡胶及一些药物的灭菌。高温高压灭菌器采用微处理器使灭菌器功能更大更多，能提供多种程序类型，由程序参数控制，相关数据描述十分精准。程序运行过程中，操作员可以在显示屏上读取现时程序阶段和确切的参数值的信息。见图 4-21-1。

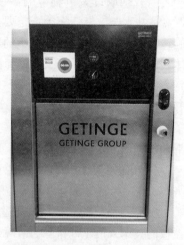

图 4-21-1　高温高压灭菌系统

1. 操作准备

（1）着装整洁规范，符合手术室要求，洗手，戴口罩。

（2）用物准备：高温高压灭菌系统、化学指示卡、生物指示剂。

2. 操作方法

（1）开启水阀、空气阀和蒸汽阀。

（2）打开设备的电源开关。

（3）检查记录仪和打印机内的打印纸是否充足，即将结束的记录仪纸会显示出一条红线。

（4）等待预热，"Start"开始键变绿。按 P01 按钮，选择 P04 B-D 测试程序，输入密码，确认保存，按开始键运行。

（5）B-D 测试程序合格后选择相应的灭菌程序，被选择的程序显示于控制面板左上角。

（6）将灭菌物品装入灭菌器中，开始灭菌。

（7）灭菌程序结束后，待锅内压力降至"0MPa"，打开舱门，取出灭菌物品。

（8）程序说明：

①P01：包裹好的仪器、织物、多孔消毒物品。

②P02：包裹好的热敏材料、橡胶、塑料、多孔消毒物品。

③P03：单件开放式仪器的快速处理。

④P04：B-D 测试程序。

⑤P05：自动泄漏率测试。

3. 安全操作注意事项

（1）设备不使用时保持舱门关闭。

（2）运行过程中若出现异常声响及漏气现象，应及时停机，待排除故障后重新启动，恢复正常运转。

（3）灭菌结束，锅内压力必须降到"0MPa"时，才能打开舱门。开启时，操作人员应站在开门处侧边，以免锅内残留高温气体冲出伤人。

（4）严禁操作人员擅自离岗。

（5）做维护保养时，必须确保灭菌器温度已经降到安全范围；为了防止人身伤害，请关闭控制系统电源。

4. 设备维护与保养

（1）关闭灭菌器足够时间使之冷却，如关闭整夜。

（2）用前端开关关闭控制电源。

（3）必要时关闭空气阀和水阀，包括蒸汽阀和气阀。

（4）检查舱体底部的过滤网，必要时进行清洁。

（5）清洁舱体内部，必要时使用不含氯清洁剂。

（6）灭菌器外部的不锈钢表面的清洁用不含摩擦剂的标准家用清洁剂，清洁油漆表面、织物和塑料部件时应当小心操作。

（7）定期全面检查，维修维护灭菌器，发生故障立即停机维修，详细记录在设备运行记录中。

（王思亮　沈正礼）

第五章 手术室突发事件应急预案

第一节 手术室护理保障应急预案

（一）建立周密的急诊手术保障系统

1. 手术室具备一部专用电梯，以备急救患者的畅通无阻。

2. 手术室备两部电话，保证畅通，随时受理急诊通知。

3. 合理安排手术班次。白班备正常班、急诊班、二线班。正常班安排正常手术，急诊班、二线班专门接收白天急诊手术。夜班承担夜间急诊手术。并备二线、三线备班，以保障急诊手术的及时开展。

4. 建立科室人员通讯录，规定凡备班人员的通讯方式 24 小时畅通。

（二）制定紧急情况应对措施

1. 建立紧急联络网

（1）方法：联络网竖排为职称相当的人员，横排按年资高低顺序排列。紧急情况发生时，手术室护士长可按每一横排人员名单随意派遣任务。按技术程度、能力大小来组织配备相应的力量。

2. 健全紧急危重症患者抢救制度（详见第二章第二十三节）

第二节 手术室突发事件应急预案

一、停电和突然停电应急预案

1. 手术室接到停电通知后，应立即做好停电准备，备好应急灯、手电等，如有抢救患者使用电动机器时，需准备替代的方法。

2. 手术过程中，遇到突然停电后，当班人员应立即通知医院院务部、总值班室和电工组，启动备用电机供电。后勤维修中心保证发电机正常运行，此时由电工组值班人员向电力局调度联系求援。

3. 迅速准备可替代的动力系统，开启应急灯或打开手电照明。

4. 严密观察患者病情并做好记录，积极采取补救措施，维持正常抢救工作，如迅速将人工简易呼吸器与患者呼吸机管道连接，用简易呼吸器维持患者呼吸。

5. 维持手术室秩序，禁止来回穿梭走动，组织人力保证手术区医疗护理安全。

6. 加强巡视手术间，安抚清醒患者，同时注意防火、防盗。

7. 洗手护士应注意无菌操作，保护切口，避免污染。

8. 严格落实手术室查对制度，恢复供电后立即清点用物。

9. 配合相关部门查询停电原因，尽快排除故障。

10. 关闭仪器设备电源，以免突然来电时损坏仪器设备。

11. 恢复供电后，打开抢救设备，并重新调整参数。

12. 手术室应备应急灯、手电等应急照明设备，以备应急使用。带有蓄电池功能的电动力设备平时应定期充电，使蓄电池处于饱和状态，以保证在出现突发情况时能够正常运行。

13. 手术室护士必须熟知医院院务部、总值班室和电工组电话，知道手术室总电源位置。

二、火灾应急预案

1. 每日值班主班人员认真检查各处安全，确保手术后电、气关闭。

2. 每名工作人员应知道消防通道及灭火器的准确位置，会正确使用灭火器。定期组织人员培训、演练，做到人员职责分工明确（见表5-2-2-1）。

表5-2-2-1 火灾应急预案人员职责分工

人员名称	职责分工
麻醉科主任	报告并启动火灾预案，指挥疏散
护士长	报告并启动火灾预案，指挥疏散
接警人员	与消控中心保持联系；指引消防通道；通知相近楼层

续表

人员名称	职责分工
麻醉医生	使用简易呼吸器或球囊；观察患者意识状态及病情变化；转移与保管麻醉手术记录
手术医生	尽快结束手术；负责患者病情、伤口、引流管的处理；决定转移方式和转移地点
洗手护士	保护患者伤口；评估患者情况
巡回护士	确认报警、限制、灭火等救援工作；组织手术患者转运；保管和转移病历资料
复苏护士	根据患者情况辅助呼吸；观察患者意识状态及病情变化；保管和转移病历资料
辅助人员、进修人员及学生	协助手术患者的疏散

3. 当火灾发生时，所有工作人员遵循"患者先撤离、医务人员后撤离"的原则，紧急疏散患者。

4. 立即报告医院院务部及总值班室。

5. 安排人员在保证自身安全的前提下，立即切断电源，关闭氧气总阀门。

6. 火势可控时，应组织当班工作人员集中现有的灭火器材和人员积极扑救。关好临近房屋的门窗，减少火势扩散速度。

7. 如火情无法扑救，应立即呼叫求助，同时拨打报警电话"119"，汇报火灾地点、楼层及火势大小等。

8. 尽快打湿布类敷料以备使用。必要时应立即打开消防通道，在科主任、护士长（或值班期间最高级别医生）指挥下，按标明疏散路线和消防通道疏散人员。

9. 使用消防通道的原则是"避开火源，就近疏散，统一组织，有条不紊"，将患者撤离疏散到安全地带。

10. 疏散时应保证患者安全，按患者清醒程度、病情轻重分别引导或护送，能行走的局麻患者由医务人员带领从消防通道撤离。不能行走的患者，应就地取材，采取背、抱、担架抬行等方式将患者紧张而有序地疏散、撤离险境。全麻患者备好简易呼吸器等替代救护器材，确保患者安全。

11. 撤离时，切勿乘电梯，防止因断电致撤离不成功。

12. 叮嘱所有人员用湿布捂住口鼻，尽可能以最低的姿势匍匐快速前进。

13. 在保证人员安全撤离的条件下，撤除易燃易爆物品，抢救贵重仪器设备和科室资料。

14. 疏散后在确保安全的前提下安排专人检查手术间及其他辅助房间是否有遗留人员，及时清点、核对撤离人员的数量，防止遗漏、失散。

15. 安全撤离后，立即将危重患者安排到安全、有抢救设施的区域进行后续手术、治疗操作。

16. 手术室的消防通道必须保持畅通无阻，护士长应每日检查消防通道情况，定期检查病区备用消防器材的性能和供患者使用的轮椅、推车等器材，保持完好的备用状态。

附：消防知识

（一）灭火器使用方法

1. 取出灭火器
2. 拔出保险销
3. 一手握住压把，一手握住喷管
4. 对准火苗根部喷射

（二）消防栓使用方法

1. 打开箱门
2. 展开消防水带
3. 水袋一头接到消防栓接口上
4. 另一头接上消防水枪
5. 打开消防栓上的水阀开关
6. 对准火源根部进行灭火

三、停水应急预案

1. 接到停水通知后，做好停水准备，告知手术人员停水时间，及时备好使用水和饮用水并放于不同区域。

2. 发生突然停水时，及时联系相关部门汇报停水情况，查询原因，及时抢修，加强巡视。

3. 安抚因停水需等待手术的患者。

4. 协调各手术台次，及时解决各手术人员外科手消毒问题。

5. 关闭所有水龙头，防止突然来水后发生水淹现象。

6. 检查手术无菌物品的供应情况，及时上报相关部门。

四、泛水应急预案

1. 立即寻找泛水原因，如能自行解决应立即解决。

2. 如不能自行解决，立即联系维修科室抢修。

3. 及时将仪器设备等贵重物品撤出泛水区域，并检查其受损情况。

4. 水淹现象解除后，清理现场，做好清洁工作，被水淹过的一次性物品应毁形丢弃；可重复使用的无菌物品，应重新清洁、包装、灭菌备用；布类整理后送往洗衣中心清洗消毒，预防感染。

5. 加强日常检查巡视，发现问题及时处理。

五、失窃应急预案

1. 每日值班主班人员认真检查各通道安全，确认门窗已关闭。

2. 遇到陌生人员应保持警惕，询问其来手术室的事由。

3. 发现失窃后，应立即拨打报警电话。

4. 立即通知护士长、院总值班。

5. 保护现场，等待来人处理。

六、遇醉酒或暴徒应急预案

1. 每日值班主班人员认真检查各处安全，确认门窗已关闭。

2. 如遇醉酒或暴徒，护理人员应保持头脑冷静，正确分析和处理发生的各种情况。

3. 保护现场，立即寻求在场其他人员的帮助，设法拨打报警电话，并报告科主任、护士长和保卫科。

4. 加强患者的保护措施，安抚患者，减少在场人员的焦虑、恐惧情绪，尽力保证患者及自身的生命安全，保护科室财产。

5. 肇事者逃走后，注意其去向、外貌特征，为警务人员提供线索。

6. 主动协助警务人员的调查工作。

7. 尽快恢复手术室的正常医疗护理工作，保证患者的医疗安全。

七、地震应急预案

1. 工作人员应明确各层紧急出口的准确位置，熟悉手术室逃生路线图。

2. 发生微震时，医护人员应保持镇静，沉着面对，维持手术区内秩序，安抚清醒患者，防止患者因慌乱而破窗跳出。

3. 发生强烈地震时，科主任、护士长（或值班期间最高级别医生）应立即组织人员按标明疏散路线有序地疏散，需将患者撤离手术室，疏散至广场、空地。

4. 疏散时应保证患者安全，按患者清醒程度、病情轻重分别引导或护送。能行走的局麻患者由医务人员带领从消防通道撤离；不能行走的患者，应就地取材，采取背、抱、担架抬行等方式将患者紧张而有序地疏散、撤离险境；全麻患者备好简易呼吸器等替代救护器材，确保患者安全。

5. 情况紧急不能撤离时，叮嘱在场人员及患者寻找有支撑的地方蹲下或坐下，脸朝下，头靠墙，双臂交叉，保护头颈部、闭上眼睛、用鼻子呼吸。等待平稳后，利用地震间隙带领患者快速撤离。

6. 撤离时走楼梯或消防通道，切勿乘电梯，防止因断电致撤离不成功。

7. 撤离时切勿拥挤，防止摔倒、踩踏，有序地将患者转移到安全地带，劝说患者留在安全地带，禁止进入危险区域。

8. 疏散后及时清点、核对撤离人员数量，防止遗漏、失散。如发现遗漏，等待地震平稳后应安排专人进入手术间及其他辅助房间寻找。

9. 在时间允许的情况下，关闭电源、水源、气源、热源，尽力保障生命和财产安全。

10. 严禁使用蜡烛、打火机，防止引起火灾或易燃品爆炸。

11. 安全撤离后，立即将危重患者安排到安全、有抢救设施的区域进行后续手术、治疗操作。如发生人员伤亡，应对重伤员进行紧急救治，并指导轻伤员做一些简单的伤口处理。

七、被困电梯应急预案

1. 接送患者时如果被困电梯，应保持镇定，可用电梯内的电话紧急报修，按下警铃报警。

2. 安抚好患者，并同时采取求救措施：可采取叫喊、拍门发求救信号，若无人回应，需镇静等待，观察动静，等待营救。

3. 因电梯内的人无法确认电梯所在问题，因此不要强行扒门，以免带来新的险情。

4. 手术室方面发现接、送患者时间过长，护士长或值班护士应马上予以调查是否被困电梯中。

5. 当接到报告电梯出现故障后，护士长或值班护士应马上上报有关部门予以解决，并组织营救工作。

第三节　特殊情况紧急处理预案

一、清点意外情况处理方法

1. 严格遵守手术室查对制度，认真清点、记录台上物品，当清点有误时，应立即通知护士长。

2. 若开台前清点器械发现数量有误，洗手护士与巡回护士应反复查找，并立即与供应室负责人核实后，在手术清点记录单上记录实际清点数量。若纱布、纱垫数量有误应在手术清点记录单上记录实际清点数目，并告知供应室人员。

3. 若关闭体腔或伤口前发现数量有误，应立即通知手术医生停止关闭，在伤口内仔细查找，核实有误时不得关闭体腔。

4. 若遗失物品为可显影物，须立即通知放射科照相，请主刀医生排除遗留在体腔内的可能性，巡回护士在手术清点记录单备注栏详细描述事情经过，并请主刀医生签字。

5. 若遗失物为不可显影物，须请主刀医生确认未遗留在体腔内，巡回护士在手术清点记录单备注栏详细描述事情经过，并请主刀医生签字。

二、手术中接触感染或利器伤处理方法

1. 手术中工作人员皮肤若意外接触到患者血液或体液，应立即用肥皂水和清水冲洗。

2. 患者体液或血液溅入工作人员的眼睛、口腔，应立即用大量的清水或 0.9% 氯化钠注射液冲洗。

3. 若被感染手术患者的血液、体液污染的利器刺伤后，台上人员须立即除去手套，迅速由近心端向远心端挤出伤口血液，请台下人员协助用无菌盐水冲洗后消毒伤口，必要时下台处理；台下人员应立即由近心端向远心端挤出伤口血液，用肥皂水清洗伤口，并在流动水冲洗伤口后消毒伤口，必要时行外科伤口处理。

4. 被乙肝、丙肝阳性患者血液、体液污染的锐器刺伤后，应在 24 小时内去保健科抽血查乙肝、丙肝抗体，必要时同时抽患者血对比，同时注射乙肝免疫高价球蛋白，按 1 个月、3 个月、6 个月复查。

5. 被 HIV 阳性患者血液、体液污染的锐器刺伤后，应在 24 小时内去保健科抽血查 HIV 抗体，必要时同时抽患者血对比，按 1 个月、3 个月、6 个月复查，同时口服贺普丁，并报告医务处、院感办登记、上报、进行血源性传播疾病的检查和随访等。

6. 被梅毒抗体阳性患者血液、体液污染的锐器刺伤后，应在 24 小时内去保健科抽血查梅毒抗体，按 3 个月、6 个月复查。（注：目前没有明确的国家标准规定被梅毒抗体阳性患者血液、体液污染的锐器刺伤后的预防性处理方法，可根据复查结果及具体临床症状体征对症处理。）

7. 器械护士应严格管理台上所有利器，小心传递，避免刺伤，已发生过锐器伤的利器必须更换。

三、批量伤员救治原则及处理办法

1. 手术室应备齐各种急救器械、物品、药品、仪器设备等，定位放置，专人负责检查，保持备用状态。

2. 明确紧急情况时呼叫程序及呼叫号码，确保呼叫及时应答、人员到位。

3. 发生伤员抢救时应遵照抢救及特殊事件报告处理制度，及时逐级向护士长、科主任及医院有关部门、院领导报告，以便使医院能掌握情况，协调各方面的工作，更好地组织力量进行及时、有效的抢救和治疗。

4. 当班护士接到电话通知后，及时了解受伤人数、原因、伤情、所需进行的手术、预计到达手术室的时间，并准确记录。护士即刻将所得到的紧急情况逐级上报护士长、科主任、医务处。

5. 护士长接到当班护士的紧急报告后，需根据伤情、技术力量立即成立护理抢救小组（物品准备组、仪器设备组、手术配合组），合理进行人力资源的调配。将伤员按伤情分轻、中、重 3 种情况给予相应处置，优先安排伤情重的伤员进行手术。

6. 各小组之间密切配合，从容、快速、有条不紊地实施伤员救护工作。

（1）物品准备组：根据伤情及手术情况，迅速备齐所需器械、敷料、一次性物品、药品，放于各手术间备用。

（2）仪器设备组：根据伤情及手术情况，协调各手术间仪器设备使用情况，保证抢救工作顺利进行。

（3）手术配合组：根据个人掌握的业务水平，合理安排手术，积极配合外科医生完成手术。

7. 紧急情况下，在医生未到之前，护士应果断进行心脏按压、人工呼吸、给氧、吸痰、紧急止血、快速输液等急救处理。

8. 护士在执行医生口头医嘱时，必须复述一遍，避免医疗差错或事故的发生。

9. 手术室护士应密切监督医护人员的无菌技术操作，确保手术安全。

四、紧急封存病历、实物程序

1. 发生医疗纠纷时，患者家属提出申请后，护理人员应立即逐级上报科主任、护士长、医务处医患关系办公室，并补齐护理文件。

2. 在各种证件齐全，医院专职管理人员（病案室人员）、医疗纠纷办公室人员及患者家属三方在场的情况下，封存手术相关护理文书及其他医疗方面的病历资料。封存的资料可以是复印件，由医疗机构保管，盖章有效。

3. 封存病历前护士应完善的工作

（1）完善手术清点记录单，要求手术清点记录单完整、准确、及时、字迹清晰、无涂改。

（2）手术清点记录单相关内容应与医疗记录一致。

（3）巡回护士须在紧急封存病历实施之前将各种护理文书整理完毕。

4. 医患双方应当共同对现场实物（应包含与该项操作有关的所有物品，如配置药物的注射器、安瓿、输液器、输血器、留置针、尚未输完的液体、血袋等）进行封存和启封，封存处注明患者姓名、性别、科室、床号、病案号、时间、药物名称、给药途径、医嘱单，在封口处家属签字并加盖科室公章。封存物须放入冰箱内由医疗机构保管，并做好相关记录。对需要检验的药物、液体等，应由双方共同指定的、依法具有检验资格的检验机构进行检验；双方无法共同指定时，由卫生行政部门指定。

5. 疑似输血引起不良后果，需对血液进行封存保留的，由医疗机构通知提供血液的采血机构指派人员到场。

6. 封存包装、封条必须能够起到有效封存的作用，医患双方须在封条上共同签名、记录封存日期及封存物。

7. 若发生在节假日或夜间，可上报医务部值班室。

8. 必要时医务人员将原始病历送至病案室，不可直接交予患者或家属。

第四节 患者术中发生意外情况处理预案

一、发生输血及输液反应处理方法

（一）输血反应及应急处理预案

1. 常见的输血反应

（1）发热反应：畏寒伴寒战、发热，体温可达40℃。

（2）过敏反应：轻度皮肤瘙痒、荨麻疹、轻度血管水肿；中度可发生喉头水肿引起的呼吸困难；重度可出现过敏性休克。

（3）溶血反应：头胀痛，面部潮红，恶心呕吐，心前区压迫感，四肢麻木，腰背部剧烈疼痛；黄疸和血红蛋白尿（尿呈酱油色）；出现急性肾功能衰竭的症状；有出血倾向。

（4）大量快速输血反应：急性肺水肿；出血倾向，皮肤出血，穿刺部位大块淤血，或手术后伤口渗血；枸橼酸钠中毒反应，出现手足抽搐，心率缓慢，血压下降，心室纤维颤动，甚至发生心跳停止。

2. 输血反应应急处理预案

（1）手术中紧急处理输血反应的责任人是当台手术麻醉医生和巡回护士，其他医护人员有协助处理的义务。

（2）患者一旦发生或者怀疑发生输血反应时，应做好以下工作。

①立即减慢或停止输血，更换输血器，用0.9%氯化钠注射液维持静脉通道。

②核对患者身份、临床输血申请单、血袋标签、交叉配血试验记录。

③立即通知输血科值班人员，协助麻醉医生及时检查、治疗和抢救，并查找原因。

④将输液管路、液体、血袋、相同批号的液体、输液管路在4℃环境下妥善保存，必要时送检，并抽取患者血样一起送输血科。并上报医院感染控制科、科主任、护士长、医疗科、护理部、消毒供应科。

（3）疑为溶血性或细菌污染性输血反应，应立即停止输血，及时报告上级医生，在积极治疗、抢救的同时，做好以下工作。

①核对输血申请单、血袋标签、交叉配血试验记录，与输血科联系，采取相关检验措施。

②立即抽取受血者血液，加肝素抗凝剂分离血浆，观察血浆颜色，测定血浆游离血红蛋白含量和血清胆红素含量。

③如怀疑细菌污染性输血反应，抽取血袋中的血液做细菌学检验。

④尽早监测血常规、尿常规及尿中血红蛋白含量。

（4）护士在执行医生口头医嘱时，必须复述一遍，避免医疗差错或事故的发生。

（5）由麻醉医生填写《患者输血反应报告单》，并送输血科保存。

（6）严密观察患者输血反应的程度，监测生命体征，并做好记录。

（7）向患者及家属做好解释和安抚工作。

（8）对疑似输血引起不良反应或患者/家属有异议，需要对血液等标本进行封存时，应当通知供血机构人员到场（由输血科通知），由医、患、供血机构人员三方共同封存实物，包括血样标本、血袋标签、剩余血液、输血器具、稀释液体等（受血者接受输血前后血标本、输血后尿标本以及供血者进行交叉配血的标本、输血袋整套装置等）。

（9）护士长在 24 小时内登录医院护理综合信息系统并填写《护理安全事件主动报告单》向护理部进行传报。组织护士进行原因分析，指定并落实整改措施。

（二）输液反应应急处理方法

1. 在术中输液过程中，疑似或判定发生输液反应时，应立即停止输液，更换液体和导管，报告科主任、护士长、护理部、医疗科、医院感染管理科、消毒供应中心、药剂科，协助麻醉医生治疗、抢救。

2. 严密观察输液反应的程度，密切监测生命体征并记录。协助麻醉医生积极采取有效的抗休克措施。

3. 医护人员应保持沉着冷静，在病情分析判断未明确时，切勿轻率下输液反应的结论。

4. 护士在执行医生口头医嘱时，必须复述一遍，避免医疗差错或事故的发生。

5. 4℃冰箱低温无菌保存剩余液体、输液导管，必要时立即送检。

6. 日间发生输液反应时，做好以下工作。

（1）立即将液体送微生物室进行细菌学检验。

（2）将液体送药剂科调查配伍药物有无过敏反应和药物热原等，并对该批液体重新抽样做热原及微生物检验。

（3）取与发生输液反应的导管相同批号和型号的新导管一副送消毒供应科做导管热原检查。

7. 晚夜间发生输液反应时，按上述方法保存好液体、导管，存放于科室内 4℃冰箱无菌保存，次日按上述程序处理。

8. 当不能确定疑似药品及物品与患者损害后果之间是否存在因果关系，需要进行检验时，应在医疗科主持下，医患双方共同对残存液体、导管等现场实物进行封存，同时封存同批同类物品，以便检验时做对照检验。

9. 为保持封存物品的初始状态，保证检验结果的客观、真实、公正，封存物品的保存需要具备无菌、制冷等条件，因此封存物品应由医疗机构保存。医患双方当事人应共同将封存物品送至医患双方共同指定且依法具备资格的相应检验部门检验，并共同对送检物品启封。

10. 护士长在 24 小时内登录医院护理综合信息系统并填写《护理安全事件主动报告单》向护理部进行传报。组织护士进行原因分析，指定并落实整改措施。

二、术中发生大出血等特殊情况处理方法

1. 对于大手术及复杂手术，术前准备好充足器械及物品。

2. 当发生大出血时，巡回护士应立即向周围护士求助，通知护士长组织实施有效的抢救。

3. 巡回护士立即准备好抢救车及各种抢救物品，协助麻醉医生实施抢救。

4. 保持有效静脉通路，必要时再开放一条静脉通路。如出血量较大时，应果断建立深静脉通路，便于快速输血、输液。

5. 密切观察病情，警惕休克、DIC 症状的出现，观察尿量、出血

量并记录输入液体的总量。

6. 做好患者的体温监测，积极采取保暖措施，防止术中低体温的发生。

7. 洗手护士应熟悉手术配合的全过程和步骤，沉着冷静应对，迅速敏捷、准确无误地传递用物，积极协助手术医生采取各种止血措施，保持台面干燥。严格执行无菌操作和清点查对制度。

8. 护士在执行医生口头医嘱时，必须复述一遍，避免医疗差错或事故的发生。

9. 参加抢救的人员应注意相互密切配合，有条不紊，严格查对，保留各种药物的安瓿及药瓶，及时准确记录抢救过程。

三、发生皮肤压力性损伤处理方法

1. 手术前仔细检查患者皮肤，如有破损、受压等情况，巡回护士同手术主刀医生沟通确认后在手术清点记录单备注栏详细描述。

2. 对于手术时间长、年老、小儿、瘦弱及慢性消耗等患者，摆放体位及手术中应充分保护皮肤受压处，术中每隔 1 小时按摩受压部位。

3. 发现压力性损伤后，应立即根据情况实施冷敷，或用酒精纱布轻轻按摩，必要时请皮肤科医生会诊，采取有效措施。

4. 巡回护士在手术清点记录单备注栏详细描述皮肤压力性损伤的情况及处理措施，并请主刀医生签字，与主管医生交接。

5. 护士长在 24 小时内登录医院护理综合信息系统并填写《护理安全事件主动报告单》向护理部进行传报。组织护士进行原因分析，指定并落实整改措施。

6. 术后随访，关注患者皮肤变化情况。

四、术中发生麻醉意外处理方法

1. 对于有严重并发症或复杂手术，做好术前访视，掌握患者病情，术前准备好充足器械及物品。

2. 当发生麻醉意外时，巡回护士应立即向周围护士求助，通知科主任、护士长组织实施有效的抢救。

3. 巡回护士立即准备好抢救车及各种抢救物品，协助麻醉医生实施抢救。

4. 保持静脉通路畅通，遵医嘱调节输液速度。

5. 有严重低血压、心律失常或心跳、呼吸骤停者，遵医嘱立即给予升压药、抗心律失常药及心、肺、脑复苏。

6. 护士在执行医生口头医嘱时，必须复述一遍，避免医疗差错或事故的发生。做好抢救记录。

五、使用高频电刀发生电灼伤处理方法

1. 严格遵循高频电刀使用规范。

2. 洗手护士严格管理电刀笔，随时将电刀笔置于安全位置。

3. 一旦患者发生电灼伤时，应立即通知护士长、告知主刀医生，检查电刀手柄、主机及其使用情况，必要时及时更换。

4. 轻度烧伤时可遵医嘱涂创伤膏等药物，必要时请皮肤科医生会诊。

5. 巡回护士在手术清点记录单备注栏详细描述事情经过，并请主刀医生签名。

6. 向患者/家属做好解释安抚工作。术后随访，关注患者皮肤变化情况。

7. 护士长组织查找问题、分析原因，24 小时内登录医院护理综合信息系统并填写《护理安全事件主动报告单》向护理部进行传报，组织科室人员学习，提高防范意识，杜绝再次发生。

六、坠床处理方法

1. 患者进入手术间后，即采取保护措施，麻醉后的患者必须采取固定措施，防止发生坠床。

2. 当患者突然发生坠床时，护士应立即到患者身边，检查患者摔伤情况。

3. 通知麻醉医生、手术医生及护士长，迅速查看患者全身情况及受伤部位、伤情程度等，必要时行 X 线光片、头颅 CT 等检查，及时治疗。

4. 对疑有骨折或肌肉、韧带损伤的患者，根据受伤的部位和伤情

采取相应的搬运方法将患者抬至手术床上。

5. 对于头部受伤，出现意识障碍等危及生命的患者，应立即将患者轻抬至手术床上，注意生命体征的观察，迅速采取相应的急救措施。

6. 对于皮肤出现瘀斑者进行局部冷敷，皮肤擦伤渗血者给予清创包扎，出血较多或有伤口者由手术医生酌情进行伤口清创缝合。创面较大、伤口较深者遵医嘱注射破伤风针。

7. 向患者/家属做好解释安抚工作，巡回护士在手术清点记录单备注栏详细描述事情经过，并请主刀医生签名。

8. 护士长组织查找问题、分析原因，24 小时内登录医院护理综合信息系统并填写《护理安全事件主动报告单》向护理部进行传报，组织科室人员学习，提高防范意识，杜绝再次发生。

七、术中突发恶性高热处理方法

1. 协助麻醉医生密切监测恶性高热高发人群的体温变化情况。

2. 当发生恶性高热时，应通知手术医生立即停止手术。

3. 巡回护士应立即向周围护士求助，通知护士长组织实施有效的抢救。

4. 同时准备大量冰、冰帽、冰袋、降温毯及冰盐水、冰输注液体等各种降温物品，并准备制冰机等降温设备，协助麻醉医生实施抢救。

5. 护士在执行医生口头医嘱时，必须复述一遍，避免医疗差错或事故的发生。

八、术中吸引器故障处理方法

1. 仔细查找各连接处是否脱落，有无堵塞，压力表是否正常，及时处理上述情况。

2. 折住吸引器管道，防止管道内的液体回流，污染术野。

3. 报告术者暂停手术，如有出血，使用纱布、纱巾、棉条、棉片压迫止血。

4. 如仍不能有效吸引，更换吸引器接口或使用电动吸引器后继续手术。

5. 通知护士长、设备员协助查找原因。

6. 通知麻醉医生做好应急措施，防止患者误吸。

第五节　防止医疗事故差错注意事项

一、防止接错患者

1. 手术当日，手术室护理员到病房接患者时，必须与病房护士共同核对患者身份，根据手术通知单核对以下各项：科室、床号、患者姓名、性别、年龄、病案号、手术名称、手术部位及标识、术前用药、腕带标识、手术时间，并请患者（意识清醒者）或家属陈述患者姓名、手术部位等，正确无误后填写《手术安全转运交接表》并签名，以确认患者术前准备、手术必需的文件资料与物品均已备齐，方可送患者入手术室。

2. 意识障碍、语言障碍、危重患者、小儿患者必须由手术医生参与患者身份的确认，并陪同患者送至手术室，与手术室护士共同进行患者身份确认、转运交接核查等。

3. 患者接到手术室，须送到规定的手术间内，并由该手术间巡回护士根据手术通知单及病历与护理员第二次核对各项内容：患者姓名、性别、年龄、科室、床号、病案号、诊断、手术间号、手术时间、手术名称、手术部位、手术区皮肤准备情况、影像学资料、术中用药等，并核对"腕带"相关信息。

4. 麻醉医生及第一助手再作第三次核对。

二、防止摔伤碰伤患者

1. 接送患者出入房门时应注意保护患者头部及手足，防止碰伤。移动患者至手术台或平车时需有人扶住车身防止滚动，搬动患者时应轻巧稳妥。推车时护士应在患者头侧。

2. 患者（特别是小儿）平卧在手术台上等待手术或手术完毕等待送回病房时，巡回护士应在旁照顾，防止坠床摔伤。

3. 患者全身麻醉诱导期巡回护士应在旁协助，注意患者肢体位置，防止挤压撞伤，必要时用保护带固定。

4. 经常检查平车、担架有否损坏，防止接送时摔伤患者。

5. 为患者摆放体位时，应在骨突处加垫软垫，防止长时间受压引起血液循环不畅，造成皮肤坏死，肢体不得过分外展，以免损伤神经。

三、防止因器械不足或不良造成意外

1. 手术前护士应根据手术需要准备器械，并应检查其性能是否良好。

2. 施行重大或特殊手术所需特殊器械，手术者应在手术前一日亲自检查是否备齐、适用。

3. 上手术台后，手术者应再次检查器械准备情况。施行重要手术操作前，手术者应事先检查器械是否适用。发现有损坏器械，应交巡回护士处理。

4. 手术室应常规准备不同种类的急诊手术器械包以及常用的手术器械包，以备急用。

5. 骨科手术至少提前一天敦促手术医生与器械公司沟通，确保公司器械及时送至手术室以便灭菌备用。

6. 外来器械需严格按照外来器械消毒灭菌标准及时做好消毒灭菌工作，以保证正常使用。

7. 骨科手术植入物，提前与手术医生和厂家沟通，确保型号齐全，防止因型号不符影响手术顺利进行。

四、防止手术部位错误

1. 凡人体对称性的器官或组织，如脑、颈、胸、乳腺、肾、肢体、五官以及疝等部位的手术，应在手术单上注明何侧。

2. 手术前医生使用不易褪色的专用皮肤记号笔对手术部位进行标记。手术标记由手术主刀医生或其指定的参加手术的医生执行。

3. 手术标记，应让患者或家属参与，使其了解将进行的手术名称和手术部位，并由其证实患者身份、手术及手术部位标记正确。

4. 在手术开始前，巡回护士、麻醉医生及主刀医生必须共同核对患者并按病历记载、X线片等确认手术部位。

5. 巡回护士在术前访视时应与患者及其家属沟通了解手术的部位。

6. 患者入室后，巡回护士应再次按病历核对患者相关信息，尤其是手术部位。

五、防止错用药物

1. 使用任何注射药物，应先核对瓶签，并与麻醉医生或二助核对药物的名称、浓度、剂量、有效期、给药时间、给药途径、使用部位、配伍禁忌，无误后方可使用。瓶签脱落、字迹不清或有疑问者，一律不得使用。用过的空安瓿，应留在桌上以备核对，等手术完毕，方可弃去。

2. 局部麻醉需加盐酸肾上腺素时，应先问明剂量再加。

3. 手术台上局麻药液应有专用盛器，以免与其他药物混淆。

4. 执行口头医嘱用药，要复诵一遍，并作记录。

5. 用抗生素时，应先查看过敏试验结果，确定为阴性后，按医嘱给药。

六、防止燃烧爆炸意外

1. 手术室内使用电器设备等，要远离七氟醚、氧气等易燃易爆气体，以防爆炸。

2. 口腔、面部、颈部及胸腔手术，如用上述气体麻醉需用电灼器时，事先要与麻醉医生沟通。

3. 术中使用气动电钻时，注意检查气体有无漏气。

4. 氧气瓶口、压力表上应涂抹防油、防火材料，不可缠绕胶布或存放在高温处。使用完毕，应立即关好阀门，保持瓶内压力 490kPa 以上。

5. 术中使用酒精消毒应充分待干后再使用电外科设备，防止燃烧。

6. 定期检查各手术间电路、医用气体管道装置的安全性、密闭性。每月对高频电刀、无影灯以及其他设备进行测试、维修或更换。手术间设地线接口，防止电线短路。

7. 术中尽可能保持手术间地面干燥，防止漏电。

七、防止异物遗留于创口或体腔内

1. 手术开始前，洗手护士应对所需器械及敷料作全面整理，定位放置，有条不紊。同时与巡回护士共同认真清点器械、纱布、纱巾、脑棉、缝针等数目及完整性，巡回护士将准确数字登记在手术清点记录单上并复述，洗手护士确认。

2. 随患者带入手术间的创口敷料、绷带等，以及消毒手术野所用纱布、纱球等，应在手术开始前，全部清理出手术间。

3. 在手术过程中，手术人员应保持手术区周围的器械物品整齐有序，不得乱丢或堆积于手术野周围。

4. 在手术过程中，所增减的敷料及器械，巡回护士应及时准确记录。

5. 深部手术填入的纱布垫或留置止血钳时，手术者应及时告知助手和洗手护士，以防遗留在体腔内，取出时洗手护士应检查数目及完整性。

6. 创口内填入的纱布、引流物种类和数目，均应详细记录。手术完毕，记录于手术清点记录单上，取出时应与记录数核对。

7. 各种有带子、尾线的纱巾、脑棉放入切口内时，应将带子、尾线留于切口外，以免遗留在切口内。

8. 凡手术台上掉下的纱布（垫）、器械、缝针、脑棉等，均应及时拣起，放在固定地方，任何人未经巡回护士许可不得拿出手术间。

9. 在缝合胸、腹腔或深部创口前，巡回护士及洗手护士应清点记录单上各物品，核对无误时方准缝合。关闭体腔后、缝合皮肤后应再共同清点一次。

八、防止输错血

1. 取血不得让实习学生及其他人员代取，每次每名护士只能取一名患者的血。

2. 取血时，应做到十一查对（对患者姓名、科室、床号、病案号、诊断、血型、交叉配血试验结果、供血者编号、血型、血袋号、有效期）。

3. 输血前，由麻醉医生和巡回护士共同查对 1 次。

4. 输血后，应密切观察输血反应。

九、防止烫伤、烧伤、冻伤

1. 使用加温设备时，应根据环境温度、手术（治疗）类型、患者的实时体温及患者身体状况，选择合适的温度，密切注意观察患者局部体表温度变化情况，防止低温烫伤。

2. 使用电灼器时，电极片置于肌肉丰厚处，并保持周围皮肤干燥。

3. 术中避免患者的皮肤接触到金属物，以免灼伤患者。

4. 碘酒消毒后应彻底脱碘，避免损伤皮肤，会阴周围皮肤消毒时，避免因碘酒酒精过多而流到会阴处灼伤黏膜。

5. 患者需冰袋外敷降温时，应在冰袋与皮肤间隔一层毛巾避免冻伤皮肤。

十、防止术中污染

1. 全体医护人员应加强无菌观念，熟练掌握无菌技术，严格遵守手术室无菌技术常规。手术间内应尽量减少不必要的活动，以免浮尘飞扬。与手术无关的人员一律不得进入手术间，以免增加污染的机会。所有人员如有违反无菌技术之处，一经指出，应立即改正。

2. 实施有污染可能的手术操作时，应注意保护切口及手术区。污染性标本及已污染的器械，应放在指定的区域内。

3. 先作无菌手术，后作污染手术、感染手术，有条件者应划分无菌手术间与污染手术间、感染手术间，以减少无菌手术感染率。

4. 手术者应尽量缩短手术时间，减少组织创伤。若手术时间超过 4 小时，手术区周围应重新加盖无菌巾单。无菌持物钳应每 4 小时更换一次。

5. 施行感染手术的人员，手术后不得至其他手术间参观走动。

6. 手术开始后应及时关闭内走廊门，尽量减少人员出入。

十一、防止病理检查标本遗失或差错

1. 洗手护士与术者核对标本名称后，应将所取下之标本用湿盐水纱布包裹，用钳夹住作为标志，妥善放置器械台上。

2. 若标本需作冰冻切片病理检查时，巡回护士应立即将标本放入标本袋内，与医生核对完毕后，在标本袋上贴好条形码标签，连同冰冻知情同意书及病理单由外送队人员即送病检室，面交该室负责人员。手术室人员做好冰冻标本登记，外送队人员接标本时要签名。

3. 一般病理检查标本由洗手护士于手术毕交给主管医师，后者应将标本放入有固定液标本袋内，贴上标签，标签填法同前，再将病理检查单逐项填写清楚，与标本核对后，连同标本由专人送病检室。

4. 所有病理诊断报告（冰冻切片、石蜡切片）都必须以正式文字报告为准。

5. 手术室送检标本人员，应对标本盛器上的标签与病检单上所填各项再查对 1 次，无误后将两者放置一处送检。

6. 手术室应设送检本，核对标本后，送检人及收标本人，双方均应登记签名。

第六节　婴幼儿手术注意事项

1. 巡回护士提前 30 分钟进入手术间，将室温调至 25℃以上。开启温毯升温预热，升温开始设定值不能超过 41℃。手术开始后，将温毯调至恒定温度 37℃，并根据术中患儿体温进行适当调节。温毯不可直接接触皮肤，应铺两层以上铺单。

2. 患儿进入手术间后，由麻醉医生主导，手术医生、手术室护士共同完成的手术三方核查，是对患儿及手术部位的再次确认核对，对于年龄尚小的婴幼儿更是至关重要，可防止做错手术患者、做错手术部位的严重医疗事故的发生。

3. 术中应尽量注意监测患儿体温，防止过高或过低。消毒液、术中冲洗水放于恒温箱内保持恒温 37℃。7 岁以上儿童皮肤消毒可以和

成人一样用 2.5% 碘酒及 75% 酒精，但对婴幼儿、新生儿、早产儿，应用碘伏消毒，以防止皮肤的烧伤，日益广泛使用的活性碘溶液是较理想的小儿手术皮肤消毒剂。

4. 因小儿对手术的耐受力不如成人，因此在手术中应特别仔细止血，轻柔操作，术中失血应准确估计，及时补充，注意用温盐水纱布保护暴露脏器，以减少蒸发及刺激，还应尽量缩短手术时间。

4. 手术中的体位安置是以保证能充分暴露手术部位及病变为前提，但还应该注意保持肢体的正确位置，上臂外展不应超过 90°，以防止臂丛神经损伤。骨隆突部位如枕后、骶尾部等加软垫保护，防止压力性损伤；四肢和非手术部位棉垫加盖保暖，防止体温散失。在不影响手术操作的前提下，每小时活动一次头部、四肢和身体受压部位。

5. 手术中的输血输液应专人管理，术中严格控制输液输血的速度和给入量，要根据术中的实际失血量来决定，不宜过快或过慢。婴幼儿肾脏对钠的清除能力差，输液时应防止输入大量盐水。

6. 术中使用大量盐水冲洗时，需使用 37℃ 恒温盐水，避免温度过高或过低导致婴幼儿烫伤或低体温的发生。冲洗要适量、缓慢、及时吸除，防止大量溢出体外，浸湿铺单。

7. 婴幼儿手术过程中，高频电刀输出功率不得超过 20W，避免功率过大造成婴幼儿烫伤、灼伤的发生。7 岁以上小儿手术过程中，高频电刀输出功率不超过 30W。

第七节　环境安全管理预案

1. 手术室的环境规划，应严格按照"医院洁净手术部建筑技术规范"的标准执行，严格划分洁净区、清洁区、污染区，标志清楚。

2. 手术间环境必须保持安静、清洁。

3. 环境安全应由专人定期负责监测。

（1）洁净区空气质量控制

①洁净区空气符合洁净度级别标准。

②空气净化系统技术监测：定期由专门人员负责监测并维护。工

作项目包括：空气处理机组、过滤器、加湿器、回风口、送风装置等。

③空气生物监测：由医院感染控制科负责人员每月按国家规定进行生物监测。

④进入手术室的各类人员严格遵守手术室消毒隔离制度，发现问题及时上报医务处，以便及时解决。

（2）地面质量控制

①进出手术室的各类人员应严格遵守手术室着装规定换鞋，保持地面不被污染。

②手术室内不同区域的车辆标识清楚，不可混用。

③各种车辆不得推离手术室，若必须推离，返回时应用消毒液反复擦拭车轮；新进入的车辆须用消毒液彻底清洁车身及车轮。

④保洁人员严格执行清洁工作细则，每日巡视检查。

⑤确保清洁工具质量，按区域严格划分清洁工具。

⑥定期对墩布和地面进行监测，监测结果存档记录，有问题及时上报护士长。

（3）基本设施质量控制

①每日用消毒液擦拭各种基本设施表面，保持清洁。

②保洁人员严格执行清洁工作细则，每日巡视检查。

③确保手术间基本设施处于良好的工作状态，定期维护、保养。

④每日巡视，及时发现环境中存在的问题，及时解决。

（李婧妍 李 玮）

第六章 手术室职业安全防护

第一节 职业暴露的概念与防护

一、手术室职业暴露危险因素

（一）物理性损伤

对手术室工作人员构成职业危害的物理性因素包括放射线、电离辐射、电磁波、负重等，手术护士长时间站立，体位相对固定，加上精神高度紧张，可引起腰部肌肉劳损，局部血液循环不良而发生腰酸背痛，下肢静脉曲张发病率高于普通人群。

1. 辐射线 骨科手术内固定器械使用广泛，为保证患者安全常在术中定位照片，手术室护士受到 X 线照射机会增多，长期接触 X 线摄片及 C 型臂透视下的辐射危害，不仅会导致恶性肿瘤，而且会影响女性的生育能力，导致不孕、流产、死胎、胎儿畸形等。

2. 激光 是一种不电离的辐射，激光的能量来自一个受激原子释放的光子能。激光具有高亮度性、高单色性和高度定向性的物理特性。这些特性使激光医学及激光医疗设备在医学领域的各个学科得到了广泛应用。但激光产生的光束危害和非光束危害会给医务工作者的身体带来严重的职业暴露影响，因此使用激光设备应严格进行防护。

3. 噪声 主要来自使用的各种监护仪、麻醉机、高频电刀、电锯、吸引器和器械车轮摩擦等发生的噪声。

4. 工作相关因素 手术室护士长期站立，体位相对固定，加上精神高度紧张，可引起腰部肌肉劳损，局部血液循环不良而发生腰酸背痛，下肢静脉曲张发病率高于普通人群。

（二）化学性损伤

手术室护理人员每天接触的各种清洁剂、消毒剂、麻醉废气、外科烟雾，各种医用气体、药品等，有着潜在的不良反应和对健康的损害。

1. 化学消毒剂 手术室常见的挥发性化学消毒剂有含氯消毒剂、环氧乙烷、过氧乙酸、甲醛、碘、乙醇、甲苯、戊二醛等。主要通过呼吸道、皮肤、眼睛、神经系统、消化系统对人体产生不良影响。甲醛具有致敏、诱变及致癌作用，长期接触低剂量的甲醛溶液，可引起慢性呼吸道疾病及染色体异常。长期低剂量的各种污染物存在于手术室，通过皮肤、呼吸道进入人体，给手术室工作人员的健康带来危害。

2. 麻醉废气 随着吸入麻醉药在手术室应用的逐渐增加，手术过程中弥散在手术室内的麻醉气体或蒸汽，势必造成手术室环境的空气污染。手术期间，麻醉废气可通过许多环节弥散到手术室空气中，造成手术室环境的空气污染。其来源主要包括气源管道系统漏气，特别是气源管道接头松脱、气源管道老化破裂以及麻醉机活瓣失灵等。麻醉方式对手术室的麻醉废气污染程度有直接的影响。既往的开放式麻醉（如乙醚麻醉）对手术室环境造成了极大的污染。目前国内大多数手术室已普遍采用半禁闭或禁闭式循环麻醉，但仍有许多麻醉废气直接或间接排放在手术室内，特别是麻醉管理中呼吸道的冲洗、停止麻醉后患者呼吸道的开放等过程中，麻醉废气的污染难以避免；其他因素，如往蒸发罐加药时的麻醉药洒落，已安装排污设备的手术室中排污设备出现故障等。手术室常见的麻醉废气有氨氟醚、异氟醚、一氧化二氮（笑气）、氧化亚氮等。麻醉废气在体内蓄积后，可产生多方面的影响，如引起心理行为改变、慢性遗传学影响以及对生育功能的影响等。

3. 手术烟雾 手术中电刀切割、电凝肌肉、脂肪组织产生烟雾焦味，可引起烦躁、头痛、头晕等不适症状。

4. 术中化疗药物 化疗药物多数是细胞毒性药物，随着术中化疗药物的广泛应用，其对医护人员造成的潜在性职业危害不容忽视。化疗药物可通过呼吸道吸入、直接接触、消化道摄入等方式对医护人员造成污染，主要危害包括骨髓抑制、生殖系统不良影响、脱发、致癌作用等。

（三）生物性或感染性危险因素

1. 锐器伤　锐器伤是护理人员在工作中由针头及其他一切锐器，如安瓿、碎片、手术器械等所造成的一种皮肤深部的足以使受害者出血的意外伤害。它是导致医务人员发生血源性传播疾病最主要的职业因素。手术室护理人员是医疗锐器伤害的高暴露人群。手术过程中发生锐器伤的原因有防范意识薄弱，与医生配合欠佳，造成术中缝针、刀片损伤。基层手术室一般采用人工清洗器械，清洗设备简陋，水花飞溅，缺乏防护设备，加上手术多、急诊多，工作中容易被尖头器械、克氏针等戳到，清洗过程中经常溅湿衣服，污染的水花溅进眼睛。如何减少锐器伤，加强职业防护，保障护理人员的职业安全已成为护理管理者日益关注的问题。

2. 血源性疾病　职业暴露手术室是手术患者高度聚集及病原微生物相对集中的地方，医务人员在手术操作过程中直接频繁接触患者的体液、血液、分泌物，发生感染性疾病的风险最高。血液性病原体对护理人员最具危险性，其主要的传播途径为皮肤暴露或黏膜暴露。

（四）社会心理因素

手术室护理人员女性居多，因女性特有的生理、心理特点及承受的高强度工作压力，以及经常面对死亡、伤痛患者痛苦呻吟所引起的负性情绪，再加上护理人员缺编等因素，对护理人员产生精神压力及心理危害；长期轮值夜班，生物钟打乱，用餐、休息没有规律，精神紧张，职业压力大，生活不规律可引起胃肠疾病；有的护士利用业余时间自修学历课程，休息时间减少，体力恢复欠佳易出现内分泌功能紊乱及免疫功能低下等一系列临床表现。

第二节　物理性损伤的危害与预防措施

一、激光的安全使用与防护

（一）激光对人体的危害

激光产生的危害分为 5 个等级，即 1 级、2 级、3A 级、3B 和 4 级。随着级别的增加其危险性也增加，4 级危险性最大。大多数医用激光属于 3B 级和 4 级。激光的危害分两种，即光束危害和非光束危害。光束危害是直接的、意外的激光光束照射，可能导致眼睛和皮肤损伤、火灾或爆炸，而非光束危害则是人体吸入激光产生过程中放出的烟雾、化学物质对人体造成的危害以及电器意外伤害。

1. 激光对眼睛的损害

在激光的伤害中，以机体中眼睛的伤害最为严重。波长在可见光范围内和近红外光的激光，眼屈光介质的吸收率较低，透射率高，而屈光介质的聚焦能力（即聚光力）强。强度高的可见光或近红外光进入眼睛时可以透过人眼屈光介质，聚积光于视网膜上。此时视网膜上的激光能量密度及功率密度提高到几千甚至几万倍，大量的光能在瞬间聚焦于视网膜上，致视网膜的感光细胞层温度迅速升高，以致使感光细胞凝固变性坏死而失去感光的作用。激光聚于感光细胞时产生过热而引起的蛋白质凝固变性是不可逆的损伤。一旦损伤就会造成眼睛的永久失明。

激光的波长不同对眼球作用的程度不同，其后果也不同。远红外激光对眼睛的损害主要以角膜为主，这是因为这类波长的激光几乎全部被角膜吸收，所以角膜损伤最重，主要引起角膜炎和结膜炎，患者感到眼睛痛、异物样刺激、怕光、流眼泪、眼球充血、视力下降等。发生远红外光损伤时应遮住保护伤眼，防止感染发生，对症处理。

紫外激光对眼的损伤主要是角膜和晶状体，此波段的紫外激光几乎全部被眼的晶状体吸收，而中远波段则以角膜吸收为主，因而可致晶状体及角膜浑浊。

2. 激光对皮肤的损害

人体皮肤有很敏感的触、疼、温等功能，构成一个完整的保护层。而且皮肤由多组织层次组成，在每一层中都有不同的细胞。激光照到皮肤时，如其能量（功率）过大时可引起皮肤的损伤。

3. 激光对女性的危害

女作业人员长期接受激光可引起生殖系统的明显危害，激光对人体中枢神经系统有一定损害，易产生视觉疲劳、眼部不适、头晕、失眠等，引起血管内皮损伤和红细胞的破坏。

（二）激光安全使用个人防护措施

1. 眼睛防护 激光安全使用的基本原则是绝不直视激光光束，尤其是原光束，还有反射镜反射的激光束。特别要注意大功率红外或紫外的不可见光。佩戴激光防护镜是实现眼睛防护的最有效方法。

2. 皮肤防护 多数激光医疗设备通常不要求对皮肤进行防护，必要时，可在激光受控区域安装由防燃材料制成的隔光板，佩戴防护手套。

3. 呼吸道防护 开启手术间层流净化系统，及时清除手术时产生的污染气体。

（三）激光安全使用注意事项

1. 激光器必须置于特定的密闭手术间内，无电磁干扰、无振动，温度、湿度等环境条件和供电电源符合激光医疗器械的使用要求。有激光工作的手术间门口醒目位置应悬挂激光辐射警示标识牌，无关人员一律不得进入。

2. 激光手术间内墙壁、天花板、门、桌椅等用具均应采用不易燃烧的漫反射材料，避免产生镜面反射增加对操作人员的危害。

3. 采用激光器操作准入制度，只有经过培训并通过考核的医务人员方能操作激光器。

4. 激光器开启后需有明显的可见的和可听的提示信号。

5. 包括患者在内的所有激光手术间内人员均禁止佩戴项链、戒指、耳环、手镯等可能使激光产生镜面反射的饰物。所有人员均需佩戴激光防护镜。

6. 所有麻醉药、挥发性气体必须是不助燃的，无菌手术敷料应为不易燃或阻燃性材料，严禁将易燃、易爆品带入激光手术间。

7. 手术间内激光光路应高于或低于坐位或立位时的人眼高度，必要时在光路上设置终止器。

8. 不可见激光关闭后，应使用 IR 或 UV 卡检查以确认激光器关闭。

9. 激光器应加锁保管，由有资质的工作人员专人负责，用后登记。

10. 定期请专业人员进行激光器、防护装备的安全检查。

11. 激光操作人员定期做健康检查，特别是眼底视网膜检查。

二、X 线的安全使用与防护

（一）X 线对人体的危害

射线危害是指射线对人体造成的危害。按照射方式，通常分为大剂量短时间急性照射和小剂量长期慢性照射，其出现在人体的损伤时间和症状程度各有不同。急性损伤一般早期即可表现出来，有些会经过一段较长的潜伏期。主要以神经衰弱综合征和自主神经功能紊乱的症状为主，有乏力、头晕、头痛、耳鸣、睡眠障碍、记忆力减退、多汗、心悸等；其次为消化道症状，如腹胀、腹痛；少数人牙痛，牙龈易出血，但无明显的皮肤出血点及瘀斑；部分人易感冒、腰痛、关节酸痛等。长期接触低剂量辐射又不注意防护可引起皮肤损害，主要表现为皮肤、指甲的营养障碍。造血系统对放射线最为敏感，外周血改变是接触放射线后最常见的改变，且早期有骨髓变化，是早期发现放射性损伤最客观的指标。X 线辐射能对胎儿造成严重的影响，胎儿宫内有害效应可分为致死效应、致畸效应、致严重智力低下和致癌；因此，对于育龄及妊娠期女性工作人员更应加强防护，必要时可暂时更换工作岗位。

（二）X 线安全使用与防护

1. 基础防护

（1）手术间应有足够的空间，面积不小于 $30m^2$，放射治疗机应尽可能远离非放射工作场所。

（2）手术间墙壁应设有足够厚度的屏蔽防护（含有铅层的门和墙），手术间外的辐射剂量应低于3Gy。

2. 个人防护

（1）遵守有关放射防护法规与标准，严格执行安全操作流程，及时处理发现的问题。

（2）使用X线的手术开始前，医务人员应穿戴铅衣、铅帽、围领、含铅护目镜等个人防护用品，避免术中直接暴露在X线下。

（3）手术开始前要将有效遮挡物（铅屏风）安置于合适的位置。在手术间中，至少放置两块铅屏风，一块置于患者头侧，便于巡回护士和麻醉医生观察患者的病情，另一块置于无菌区一侧，便于洗手护士和手术医生的躲避。严格区分无菌区与非无菌区，保护无菌区域。

（4）术中使用X线照射时，在不违反无菌原则的前提下应尽量远离X线发射管。

（5）手术中，在满足手术需要的前提下，应尽量缩短曝光时间，减少接触时间。

（6）定期体检，建立接触放射人员档案，佩戴徽章式个人记录仪，监测记录放射剂量。

（7）合理安排手术室护士工作，根据每人接受放射剂量的显示，适当调整工作岗位或安排休假，避免在短时间内接受大量照射。对于育龄或妊娠期妇女应严格加强防护。

（8）注意饮食调节。补充富含维生素的食物，尤其是维生素 B_1、维生素 B_2、维生素 A、维生素 C，以此抵抗 X 射线对机体内酶系统的破坏，稳定酶系统的功能。同时，常吃海带、紫菜等含碘丰富的食物，保护甲状腺功能。

三、噪声的防护

（一）噪声的危害

手术间内的噪声来源于层流净化系统、麻醉呼吸机、术中吸引器、各种现代化仪器设备输出和报警系统声音、患者呻吟、物品移动声及电钻、电锯、气钻使用的声音等。噪声可引起机体各种生理和心理应激反应，降低人的灵活性，导致判断力、持续记忆力减退、精力分散，影响手术关键时刻的注意力，导致差错的发生。长期在噪声下工作易引起疲劳、烦躁、头痛和听力下降。

（二）噪声危害的安全防护

1. 手术间内避免与手术无关的交谈，严禁嬉笑、打闹，限制参观人数。

2. 吸引器仅在使用时开启，不用时关闭。

3. 医护人员做到走路轻、说话轻、操作轻，尽量不影响别人。

4. 手术室各房间地面、墙壁、天花板等均采用隔音材料，避免手术间之间相互影响。

5. 定期检查维修发出噪声的仪器设备，减少噪声发生。

四、运动型损害及颈椎病的预防

手术室护士在协助搬运患者，搬运手术器械及其他设备时易造成脊柱损伤。手术时间长，站立过久易引起腰背酸痛。手术室护士在手术中担任洗手护士时，身体较长时间处于相对固定的体位，颈部大多时间处于偏转角度，如果这种颈部偏转时间长、角度大，则很容易使颈肩部肌肉及肌腱疲劳、张弛失调，造成局部血循环不良而形成组织渗出、水肿或增生，久之促使颈椎病好发，构成主因。

1. 平时的操作中要注意节力原则，搬运患者时要几个人同时用力，抬器械包时尽量使用推车或请别人一起帮忙，以免发生手腕及腰背部的扭伤。

2. 手术过程中要采用高度适当的踏脚凳，操作不太紧张的间隙可适当做颈部操以免长时间低头配合操作而引起颈椎病。注意变换姿势，使身体各部分的肌肉放松休息，缓解腰酸背痛。

3. 手术结束后，多进行腰背部及颈部的运动，有助于促进局部组织血液循环，预防颈椎病及腰背损伤。局部可进行理疗和热敷。经常参加体育锻炼，加强肌肉、韧带等组织的韧性和抗疲劳能力。选择高质量的弹力袜预防下肢静脉曲张，手术间歇可尽量抬高下肢，使下肢循环得到改善。临睡前可以做腿部按摩或理疗消除下肢疲劳。

4. 行政管理人员应切实解决手术室护士人力不足而导致长时间超负荷劳动的问题，提供专业防护用品，提供适当的运动器材及运动场地等。

第三节　化学性损伤的危害与预防措施

一、手术室常用化学制剂的安全使用与防护

（一）含氯消毒剂

1. 含氯消毒剂的危害

①对机体组织、器官的影响：含氯消毒剂对机体皮肤和黏膜均有不同程度的刺激性。在暴露配制和使用中，能刺激口腔、眼、鼻、呼吸道、肺部等，致使这些组织和器官受损，引起皮肤过敏、灼伤，出现黏膜瘙痒、红肿、干燥、脱皮症状或造成鼻炎、眼部炎症、咽炎及刺激性干咳、胸闷等病症。

②可导致机体正常菌群失调：过多滥用含氯消毒剂，可造成机体多种有益细菌死亡，从而破坏定居在各腔道内正常微生物构成的生物膜保护屏障，造成难以治疗的二重和多重感染。

③可导致细菌耐药性的产生：滥用消毒剂与滥用抗生素一样，会导致微生物菌群产生抗药性和细菌变异，使消毒剂的灭菌功效明显降低。

2. 含氯消毒剂的安全使用与防护

①手术室应设置循环式通风换气系统，以便及时排放空气中的化学污染物。使用含氯消毒剂后，手术间内开启层流空气净化系统自净至少30分钟，减少蓄积。

②正确使用含氯消毒剂，掌握正确的消毒方法。消毒灭菌、清洁卫生时，合理使用，减少污染。

③配制消毒剂时，浓度的计算应准确，不得擅自添加剂量，避免过多的挥发导致空气中化学污染物增多。

④避免直接接触或粉末误吸造成皮肤、黏膜的局部毒性，配制、使用时戴口罩、手套（必要时佩戴防护镜），防止发生喷溅。

⑤盛放含氯消毒剂的容器应注意其密闭性，以防溢出。安排专人保管，定期检测。

（二）甲醛固定液

1. 甲醛对人体的危害

甲醛是一种易溶于水的高刺激性有毒气体，具有易燃性及腐蚀性。甲醛能与蛋白质结合，吸入高浓度甲醛后，会出现呼吸道的严重刺激和水肿、眼睛刺痛、头痛，也可发生支气管哮喘。皮肤直接接触甲醛，可引起皮炎、色斑、坏死。经常吸入少量甲醛，可引起慢性中毒，出现黏膜充血、皮肤刺激征、过敏性皮炎、指甲角化和脆弱、甲床指端刺痛，严重的可导致白血病、气胸、生殖功能缺失，以及头痛、乏力、纳差、心悸、失眠、体重减轻、自主神经功能紊乱等全身症状。孕妇长期吸入可导致胎儿畸形甚至死亡；男性长期吸入可导致精子畸形、死亡，性功能下降。

2. 甲醛固定液的安全使用与防护

①标本室内安装通风设备，加强通风。

②使用密闭性好的容器盛装甲醛固定液，用后及时盖好瓶口，防止挥发。

③使用密封性好的标本袋盛装标本，封紧袋口，防止甲醛溢散。及时送检标本。

④固定标本时佩戴口罩、防护手套，必要时佩戴防护眼镜。

（三）环氧乙烷

1. 环氧乙烷对人体的危害

空气中环氧乙烷浓度不可超过 $2mg/m^3$，吸入过量可导致头晕、头痛、恶心、呕吐、流泪、呛咳、胸闷、呼吸困难等症状；皮肤接触环氧乙烷溶液可引起红肿、水疱、血疱，甚至烧伤；长期少量接触可出现神经衰弱综合征和自主神经功能紊乱。

2. 环氧乙烷的安全使用与防护

①手术室宜选用性能完善、安全性强的环氧乙烷灭菌器，防止气

体泄漏。空气中环氧乙烷浓度不得超过 $2mg/m^3$ ，定期监测。

②必须在密闭的环氧乙烷灭菌器内进行消毒灭菌，操作人员需经过专业培训并通过考核，严格遵守操作规程和安全守则。

③采用水介中和毒素，持续抽气降低浓度，并且要求抽气管道高于房顶，以减少对周边环境的污染。

④一次性用品经灭菌后放置 1 周，手术器械灭菌后放置 16 小时以上方可使用。

⑤有头晕、恶心、呕吐、皮疹、皮肤瘙痒、咽部不适、呼吸困难等症状时，应立即离开工作场所至空气新鲜处，用大量流动清水或 0.9% 氯化钠注射液彻底冲洗沾染部位（皮肤、眼睛等）至少 15 分钟。

⑥安排专人定期检测、维护保养环氧乙烷灭菌器，发现问题，及时解决。

二、手术室废气的防护

（一）麻醉废气的危害与防护

1. 麻醉废气污染的危害

随着吸入麻醉药在手术室应用的逐渐增加，手术过程中弥散在手术室内的麻醉气体或蒸汽，势必造成手术室环境的空气污染。麻醉废气在体内蓄积后，可能产生多方面的影响，可引起心理行为改变、慢性遗传学影响以及对生育功能的影响等。长期接触微量麻醉废气可引起白细胞减少和肝、肾、脑病变。

2. 麻醉废气的管理与防护

①降低麻醉废气污染：降低手术室麻醉废气的污染，应从造成麻醉废气泄露或污染的各个环节着手。选用密闭性能好的麻醉机并进行定期检测，防止气源管道漏气。管道连接要紧密防止漏气，改善手术室通风换气条件。可采用低流量密闭式静吸复合麻醉，选用密闭度适宜的麻醉面罩，往蒸发罐添加麻醉剂的过程中要防漏、防洒落等。尽量使患者体内的气体麻醉药交换完毕，再拔除气管导管，以便减少手术间的污染。

②增加麻醉废气排污设备：改善手术室的通风条件，麻醉机应增

加排污管道，管道出口应加装过滤装置，减少排出气体的毒害性全麻过程中废气排放管道应通向室外，将泄露的麻醉废气尽可能排放到室外或使用二氧化碳吸附剂吸附气体。麻醉废气排除系统是目前最有效的排污设备，可使手术室麻醉废气的污染减少90%以上，也是现代手术室设计的重要组成部分。

③加强工作人员的自身防护，提高手术室工作人员对麻醉废气污染问题的重视，并加强责任制管理，也是降低麻醉废气污染的重要环节。手术室工作人员当中，年轻的女性护士占了大多数，手术室护士每日工作在残余麻醉废气的污染环境当中，除强调孕期或哺乳期妇女通过合理安排工作和休息以减少接触麻醉废气外，还应该通过加快手术室的工作效率，合理安排补休或采取工作岗位的轮换等措施，以尽量减少每一位工作人员在麻醉废气污染环境中的滞留时间。手术室麻醉废气对身体的危害尚未得到确切的依据证实，但并不能排除长期接触可能导致的潜在的致病危险，因为这种潜在危害可能具有迟发性，呈轻微缓慢发展，甚至到后代才会出现影响。因此采取预防和改善排污措施应引起高度重视。长期在手术室工作的人员，特别是女性工作人员应对这些麻醉废气的污染和危害有清醒的认识，并加强自身的防护意识。

（二）手术烟雾的危害与防护

1. 手术烟雾污染的危害

手术中电刀切割、电凝肌肉、脂肪组织产生烟雾焦味，可引起烦躁、头痛、头晕。关节置换术中的骨水泥异味可导致头痛甚至过敏性休克。

①有害化学成分的危害：手术烟雾不仅含有强烈的异味，还含有多种有害化学成分，它是ESU、激光等燃烧蛋白质和体液时产生的混合物。在ESU烟雾中含量最高的化学成分有碳氢化合物、腈类、脂肪类、酚类等，其中CO与丙烯腈最受关注。其他还有氰化氢、甲醛和苯等。这些化学成分可引起头痛、头晕、流泪、恶心、咳嗽、气管炎、哮喘及潜在的长期影响。

②活性病毒：在一定的能量范围内，使用ESU和激光产生的烟雾

中含有活性病毒，可造成手术室医护人员相关感染的发生。

③活性细胞：激光仪、ESU 及超声刀都能将完整的细胞和血液组织汽化。这些汽化的细胞仍具有活性，仪器使用的能量越低，每次使用的时间越短，手术烟雾中存在活性细胞的概率就越大。在腔镜手术中，被汽化的肿瘤细胞可能通过腔镜套管周围的缝隙泄露出来，腔镜套管与套管针所引起的组织损伤都可能导致肿瘤细胞的植入、播散。

④非活性颗粒：外科手术烟雾中的微小颗粒可能对手术室医护人员和患者构成危害。较大的颗粒通常在到达肺部深处前黏附在黏膜上，咳嗽能清除这些颗粒。多项研究显示烟雾颗粒可引起肺充血、肺气肿等疾病。

⑤诱导突变的物质：手术烟雾与烟草具有相似的致突变性，接触烟雾的危害可以累积，离产生烟雾的位置越近，危害就越大。

2. 手术烟雾污染的防护

①提高防范意识：提高手术室医护人员对手术烟雾危害性的认识，探讨研究排除手术烟雾的方法是手术室护士面临的新课题。选择产烟少、噪音低的电刀，术中提醒手术医生边切割边用吸引器吸除烟雾，减少空气污染。

②选择合适的口罩：医护人员需选择与自己脸型相匹配，接触紧密、舒适性好的口罩。有条件的医院可以选择带动力的空气净化呼吸面罩，能把过滤后的空气泵入呼吸罩内部产生正压，防止手术烟雾进入口罩内部。

③负压吸引系统：利用负压吸引来吸除手术中的烟雾是现在常用的一种方法。手术助手手持吸引器头与手术电切电凝同步移动。但负压吸引不能去除所有手术烟雾，当负压停止时吸引瓶内的烟雾有弥散出来的危险。

④排烟系统：该系统主要由一台带过滤系统的真空泵构成，用于吸走烟雾，滤除污染物并导入经过过滤的空气。活性炭过滤器可去除烟雾中的臭味和其他有潜在危害的气体。

四、抗肿瘤药物的安全使用与防护

抗肿瘤药物对人体的肿瘤组织及正常组织均有抑制作用。抗肿瘤药物汽化后通过皮肤、呼吸道等吸收进入人体。护士在配制抗癌药物过程中，当粉剂安瓿打开时及瓶装药液抽取后拔针时，均可出现肉眼看不见的药物溢出，形成含有毒性微粒的气溶胶或气雾，通过皮肤或呼吸道进入人体。护士在接触抗肿瘤药物时，如不注意防护，也会带来危害。

1. 抗肿瘤药物对人体的危害

①对骨髓的抑制：抗肿瘤药物对人体最严重的毒性反应是骨髓抑制，主要表现为白细胞下降，随着剂量的增加，血小板和红细胞受到不同程度的影响。在配制抗肿瘤药物的过程中，形成肉眼看不到的含有毒性微粒的气溶胶或气雾通过皮肤、呼吸道、消化道进入人体，如不采取有效的防护，长时间接触护士可出现骨髓毒性反应。

②对生殖系统的影响：抗肿瘤药物除产生骨髓抑制、皮肤毒性外，还可引起远期毒性，即生殖毒性，表现为对生殖细胞有致突变作用及对胎儿有致畸作用。

③过敏反应：对个别高敏状态的医护人员，接触某些化疗药物后可出现过敏反应。

2. 接触抗肿瘤药物的安全防范措施

①鉴于手术间内一般都没有设置专门的"密闭净化操作台"，建议巡回护士在配制抗肿瘤药物时尽量将治疗车靠近手术间的排风口，使污染的空气最快地向外弥散。

②操作台面应覆盖一次性防护垫或防水治疗巾，减少药液对操作平面的污染，一旦污染或操作完毕，应及时更换。

③配药前洗手，穿隔离衣裤，戴一次性口罩、帽子和防护眼镜，戴聚乙烯手套后再戴一副乳胶手套，在操作中一旦手套破损应立即更换。

④锯安瓿前应轻弹其颈部，使附着在瓶壁的药液降至瓶底，打开安瓿时应垫以纱布，以防划破手套。打开粉剂安瓿时应用无菌纱布包裹安瓿颈部。

⑤溶解药物时，溶媒应沿瓶壁缓缓注入瓶底，待药粉浸透后再行搅动，以防粉末逸出。

⑥瓶装药物稀释及抽取药液时应插入双针头以排出瓶内压力，防

止针栓脱出时造成的污染。要求抽取药液后，先不要拔除针头，在瓶内进行排气后再拔针，避免在空气中排气，使药液排于空气中，污染环境。

⑦意外损伤的处理：皮肤接触药液后损伤区域应尽快用大量流动冷水冲洗，并脱去湿衣服。溅到眼部应立即用 0.9% 氯化钠注射液彻底清洗，至少清洗 10 分钟，并及时咨询眼科医生以待进一步处理。

第四节 生物性、感染性危险因素的预防措施

一、手术室锐器伤的预防与处理

锐器伤是护理人员在工作中由针头及其他一切锐器，如安瓿、碎片、手术器械等所造成的一种皮肤深部的足以使受害者出血的意外伤害。它是导致医务人员发生血源性传播疾病最主要的职业因素。手术室护理人员是医疗锐器伤害的高暴露人群。手术过程中发生锐器伤的原因有防范意识薄弱，与医生配合欠佳，造成术中缝针、刀片损伤。基层手术室一般采用人工清洗器械，清洗设备简陋，水花飞溅，缺乏防护设备，加上手术多、急诊多，工作中容易被尖头器械、克氏针等戳到，清洗过程中经常溅湿衣服，污染的水花溅进眼睛。如何减少锐器伤，加强职业防护，保障护理人员的职业安全已成为护理管理者日益关注的问题。

1. 职业性锐器伤的危害

目前已证实有 20 多种病原体可通过锐器伤接触传播，其中最常见的、威胁最大的是 HBV、HCV、HIV 污染的针头、刀片或其他医疗器械刺伤，是最常见的职业危害，可导致工作人员的血液暴露，有发生 HBV、HCV、HIV 感染的危险，两者相关性较大，特别是 HBV 的传染性更强。手术室护理人员是发生针刺伤，造成经血液传播疾病的高危职业群体。

锐器伤除了给受害者带来机体上的伤害外，另一个不可忽视的危害是给受害者带来心理上的影响。这种影响可能是严重而持久的，尤

其是 HIV 阳性的患者血液或分泌物污染所致的锐器伤，多数受害者会产生中度或重度的悲观绝望情绪。此外，对患者感染状况的不确定也会加重医护人员的心理负担。

2. 职业性锐器伤的潜在危险因素

①对锐器伤的防范意识薄弱：手术室护理人员对锐器伤的危险性认识不足，特别是一些年轻护士工作年限短，对标准预防概念不清楚或对标准预防的内涵理解不正确，没有意识到锐器伤带来的潜在的职业危害，自我防范意识淡薄。另外，手术室护士工作节奏快、劳动强度高，日产医疗废弃物包括刀片、针头、缝针及玻璃碎屑等各种锐器数量大，护士每天与手术缝针、注射针头及手术刀剪的接触非常频繁，时刻面临着严峻的职业暴露风险，在护理工作中若不加强自身防护，极易造成职业伤害。

②规范操作执行状况差：手术室部分护士对疾病知识的认知不全，加之会抱以侥幸心理，故而对于护理规范执行力不足。例如，丢弃注射器时禁止徒手分离针头、术中用专用容器传递锐利器械、使用具有安全性能的注射用具等的执行情况尤甚。个别医生的不良操作习惯，随手向台上扔器械，或者医生手术中高度集中注意力，索要和回传器械时处于无意识状态，极易导致意外发生。

③安全用具配置不足：正确使用安全防护用具是减少锐器伤发生的重要措施，但一些医院所提供的安全防护用具并不能满足手术室工作人员的需求，一方面科室管理层为节约开支而减少如锐器盒、护目镜等用具的采购，另一方面，市面上用于预防锐器伤的器具仍然不足，如手术台上缺乏清点和回收锐器专用的收集装置等。

④医疗垃圾分类处理和回收不当：在处理医疗垃圾时，若未将锐器放入指定容器，再次接触、重新进行垃圾分类放置时就有可能发生锐器伤。另外，清洁人员回收医疗垃圾不彻底，残留的锐器也会危害到医务人员。

⑤精神心理因素：手术室的工作较为特殊，工作繁重且节奏紧张，许多低年资护士由于操作不熟练，缺乏经验，往往在医生的催促中易慌乱，导致锐器伤的发生概率提高。手术室低年资护士心理韧性总体水平较低、环境紧张、工作负荷过重或焦虑，也是锐器伤发生的影响

因素。

3. 职业性锐器伤的防范措施

（1）进行相关安全防护教育，遵循相关防护原则

①加强对手术室医护人员职业防护的教育。树立标准预防的理念是防止锐器损伤的关键。将每位患者的血液、体液、排泄物等均按传染性的物品对待，在对其进行诊疗过程中都要使用相关的防护设备以减少职业暴露，从而做到最大限度地保障医护人员以及患者的安全。例如，在进行可能接触到患者血液、体液等操作时戴手套。

②加强新护士岗前培训。规范手术器械的摆放、传递，熟练手术的配合。要求年轻护士加强业务学习，在发生应急情况时要学会相关的处理措施，有经验的护士要做好带教工作。在培训过程中要使新护士树立相关的防护观念，并提高对手术室中锐器伤害所带来的危险性以及严重性的重视，严格执行手术操作流程。

③提高相关护理人员的防护意识。对患者的管理以及筛查的工作要进一步提高，在对患者进行手术或者是侵入性的操作之前要对其相关的血液性致病因子进行检测，对于患者感染的情况要有充分的了解。在手术期间以及进行侵入性的操作期间相关的护理人员要戴好手套，对于有特殊性感染的患者在手术或者是操作的过程中要佩戴双层手套。

（2）加强手术中锐利器械的管理。

①设立传递锐器的中间区域。所谓"中间区域"指被预先指定的放置锐器的区域，并且外科医生、洗手护士均能十分方便地从中拿取锐器，这样可以减少用手直接传递锐器。使用中间区域传递锐器，也成为无接触传递技术。

②尖锐物品的处理。要求将所有使用过的一次性手术刀、缝针、注射器针头等锐器直接丢弃在利器盒里。避免双手回套针头，如需重盖，应使用专用的针头移除设备或使用单手操作技巧完成。不可徒手弯曲或掰断针头。另外，利器盒需满足材质坚硬，不能被利器刺穿的要求；开口大小合适，能轻易容纳利器，避免开口过大，防止溅洒；利器盒需安置在适当并容易看见的高度，装满3/4后便及时更换并移去。

4. 锐器伤后处理措施　（详见第四章第四节针刺伤的处理方法）

二、血源性疾病职业暴露预防和处理

医务人员在从事诊疗、护理、医疗垃圾清运等工作过程中意外被血源性传染病感染者或携带者的血液、体液污染了破损的皮肤或黏膜，或被含有血源性传染病的血液、体液污染了的针头及其他锐器刺破皮肤，还包括被这类患者抓伤、咬伤等，有可能被血源性传染病感染的事件称为血源性传染病职业暴露。

（一）医务人员感染血源性传播疾病的职业危害

患者血液中含有致病因子，是造成医务人员感染血源性传播疾病的先决条件，医务人员经常接触患者的血液、体液等，职业暴露后感染的概率较普通人高。血源性致病因子对医务人员的传染常发生于锐器和针刺损伤皮肤黏膜或破损皮肤接触等方式传播，手术室护士由于经常接触这些，发生概率更高。

（二）医务人员血源性职业暴露的防护措施

1. 防护重点是避免与患者或携带者的血液和体液直接接触。

2. 加强对医务人员防范意识的宣传教育，树立良好的消毒、灭菌观念。

3. 医务人员应遵守标准预防的原则，视所有患者的血液、体液及被血液和体液污染的物品为具有传染性的物质，在操作过程中，必须严格执行正确的操作程序，并采取适当的防护措施。

4. 医务人员在接触患者前、后必须洗手，接触任何含有病原体的物质时，应采取适当的防护措施，具体如下。

①进行有可能接触患者血液、体液的操作时，必须戴手套。操作完毕，脱去手套立即洗手，必要时进行手消毒。

②在操作过程中患者的血液、体液可能溅起时，需佩戴防渗透的口罩、护目镜；在操作时若其血液、体液可能发生大面积飞溅或可能污染医务人员身体时，还必须穿防渗透隔离衣或围裙，以提供有效的保护。

③如工作人员暴露部位有伤口、皮炎等，应避免参与血源性传染病（如乙肝、丙肝、艾滋、梅毒等）感染者的护理工作，也不要接触

污染的仪器设备。

④医务人员在进行侵袭性操作过程中，应保证充足的光线，注意规范的操作流程，防止发生意外锐器伤事件。

⑤污染的针头和其他一次性锐器用后立即放入耐刺、防渗透的利器盒或进行安全处置。

⑥摒弃将双手回套针帽的操作方法，如需回套，建议单手回套法。禁止用手直接接触使用后的针头、刀片、缝针等锐器。禁止手拿污染的锐器在工作场所走动，避免意外刺伤他人或自伤。

（三）血源性传染病职业暴露后的应急处理程序

1. 立即在伤口旁轻轻地由近心端向远心端挤压，尽可能挤出损伤处的血液，用肥皂液和流动水冲洗伤口后再用1%活力碘消毒，如果是黏膜损伤则反复用流动水和0.9%氯化钠注射液冲洗。

2. 当事医护人员应认真填写本单位内《医疗锐器伤登记表》，其内容应包括发生的时间、地点、经过、具体部位、损伤情况、患者资料等，并按要求进行网上登记、传报。

3. 医护人员发生血源性传染病职业暴露事件后，应在24～48小时内完成自身和接触患者的血清学血源性传染病抗体（主要是乙肝、丙肝、艾滋、梅毒）的相关检查，并根据相应情况进行处理（详见第四章第四节，针刺伤的应急处理）。

（四）HIV职业暴露防护工作指导意见

1. HIV职业暴露分级

（1）一级暴露

①暴露源为体液、血液或者含有体液、血液的医疗器械及物品。

②暴露类型为暴露源沾染了有损伤的皮肤或黏膜，暴露量小且暴露时间短。

（2）二级暴露

①暴露源为体液、血液或者含有体液、血液的医疗器械及物品。

②暴露类型为暴露源沾染了有损伤的皮肤或黏膜，暴露量大且暴露时间长；或暴露类型为暴露源刺伤或割伤皮肤。但损伤程度较轻，为表皮擦伤或针刺伤。

（3）三级暴露

①暴露源为体液、血液或者含有体液、血液的医疗器械及物品。

②暴露类型为暴露源刺伤或割伤皮肤，但损伤程度较重，为深部伤口或者割伤物有明显可见的血液。

2. HIV 暴露源的病毒载量分级

HIV 暴露源的病毒载量水平分轻度、重度和暴露源不明三种类型。

（1）轻度类型：经检验，暴露源为 HIV 病毒阳性，但滴度低、HIV 病毒感染者无临床症状、CD4 计数正常者。

（2）重度类型：经检验，暴露源为 HIV 病毒阳性，但滴度高、HIV 病毒感染者有临床症状、CD4 计数低者。

（3）暴露源不明：不能确定暴露源是否为 HIV 病毒阳性。

3. 手术室 HIV 传染手术的处理

（1）手术安排：HIV 感染患者的手术应安排在专用感染手术间内进行，严格控制手术间内人数，谢绝参观。

（2）患者转运

转运平车应使用防水的一次性床单和被套，严禁与其他患者共用。转运过程中，应避免不必要的停留。

（3）术前准备

①手术间门口悬挂 HIV 感染手术标识牌，手术间内开启层流空气净化系统，术前将手术间内与本次手术无关的物品转移到手术间外。准备一次性床单、被罩、手术敷料、手术衣及医用耗材用品。

②医疗废物桶大小要合适，套双层黄色医疗垃圾袋。手术间外放置配好的 1000mg/L 的含氯消毒剂备用。

③参加手术医护人员皮肤完整无破损，戴一次性手术帽、口罩、防护面罩。在一次性手术衣外加穿一次性防水防护服，长短要合适；穿防护胶鞋和高筒鞋套；戴双层乳胶手套。麻醉医生、巡回护士需佩戴防护面罩和双层乳胶手套。

④手术间外应配备 1 名巡回护士，以便传递短缺物品，防止交叉感染。

（4）术中配合

①手术过程中应始终保持手术间房门关闭，不可随意走动，手术

间保持安静，严禁嬉笑、接打电话。

②术中传递锐器应注意使用无接触法传递；安装、拆卸手术刀片时，应使用持针器协助，不可徒手操作；需回套针帽时，必须使用器械协助。

③对易产生血液、体液（如剖宫产、颅脑损伤、开放性外伤等）的手术可使用带有收集功能的手术巾，贴在手术切口两侧和下边进行收集，尽量防止污染。

④用后的手术器械应及时收回，并将器械上的血液、体液擦拭干净，随时清理台面，保持台面整洁。

⑤术中发现手套破损或帽子、口罩、防护面罩污染，应立即更换。

⑥手术过程中医护人员之间应相互提醒，防止手术时间较长时产生麻痹思想，降低防护意识。

（5）术后处理

①手术结束后，医护人员将手套、口罩、防护面罩、隔离衣、鞋套脱于手术间内，放入相应的黄色垃圾袋内，使用快速手消毒液消毒双手，更换清洁拖鞋后离开手术间，外科手消毒、进行个人清洁后解除隔离。

②术中取出的病理标本，放入双层锁边的厚标本袋内，在手术间内加入标本固定液后，再由外巡回护士外套一次性标本袋并注明 HIV 字样送检。

③手术使用过的器械使用含有效氯 2000mg/L 的消毒液浸泡消毒 30 分钟，器械浸泡前不能用流动水冲洗血污，器械关节需全部打开，与消毒液充分接触。浸泡后送器械清洗间选用传染手术清洗模式进行器械的清洗、保养，整理打包经高压蒸汽灭菌后备用。

④吸引瓶内按 1∶4 的比例吸入有效氯含量 2000mg/L 的消毒液，手术结束后静置 30 分钟后将液体倒入专用通道。

⑤其他物品严格执行垃圾分类标准，黄色垃圾袋、锐器盒内喷洒有效氯含量 2000mg/L 的消毒液后扎紧袋口，外面注明"HIV"传染标识，送专门机构统一焚烧处理。

⑥手术间物品表面、地面、墙面、仪器设备均用含有效氯 2000mg/L 的消毒液擦拭，擦拭时遵循相对清洁→轻度污染→重度污染的原则，

逐项擦拭，之后用清水擦拭一遍。开启层流，紫外线消毒 1 小时，禁止人员进入。

（6）HIV 病毒职业暴露后应急处理程序

①立即在伤口旁轻轻地由近心端向远心端挤压，尽可能挤出损伤处的血液，再用肥皂液和流动水冲洗伤口后用 1% 活力碘消毒，如果是黏膜损伤则反复用流动水和 0.9% 氯化钠注射液冲洗。

②当事医护人员应认真填写本单位内《医疗锐器伤登记表》，其内容应包括 HIV 病毒职业暴露发生的时间、地点、经过、暴露方式、具体部位、暴露源种类和含有 HIV 病毒的情况、患者信息等，并按要求进行网上登记、传报。

③医疗机构应当根据暴露级别和暴露源病毒载量水平对发生 HIV 病毒职业暴露的医务人员实施预防用药方案，预防用药方案分基本用药程序和强化用药程序。预防性用药应当在发生 HIV 病毒暴露后尽早开始，最好在 4 小时内实施，最迟不得超过 24 小时。

④医务人员发生 HIV 病毒职业暴露后，医疗机构应当给予随访和咨询。随访和咨询的内容包括在暴露后的第 4 周、第 8 周、第 12 周及 6 个月对 HIV 病毒抗体进行检测，对服用药物的毒性进行监控和处理，观察和记录 HIV 病毒感染的早期症状等。

第五节　社会心理压力及应对措施

一、手术室护士社会心理压力的来源及危害

1. 职业价值未充分体现

目前，护理工作的地位和专业价值未能得到社会的普遍理解和认可，无论是患者还是家属，常常忽视护士在手术过程中的作用，对手术室护士不尊重、不理解，甚至会有不文明的语言和粗暴举动，这也对手术室护士造成了极大的心理压力。加之护士工作时间长，劳动强度大、待遇低，这种社会价值的不对等会使护士怀疑自己的价值和能力，导致护士产生自卑、压抑、失望情绪，时常会觉得自己前途渺茫，

甚至后悔当初的择业决定。

2. 劳动强度过高

手术室护士长期超负荷加班，不能保证正常休息，再加上无规律性的饮食，导致了手术室护士巨大的工作压力。已婚护士由于在生活和工作中承担着多重角色，形成复杂的人际关系，家庭和孩子的拖累，处理不好就会带来压力。工作与家庭的双重压力，会造成家庭关系紧张，导致其心理不平衡，产生沮丧及失望情绪。

3. 身体因素的影响

手术室工作的特点就是时间的不确定性，急诊手术更是可能发生在任何时间，必须保证随叫随到。正常就餐时间也因此变得紧张而短暂，长此以往，胃肠道疾病发生率明显上升。正常睡眠时间被打乱，则容易造成生物钟紊乱、内分泌失调等症状。

4. 专业知识、技能要求高

手术室工作量日益加大，手术过程的复杂性及连续性都要求手术室护士素质要随之提高。各种新技术、新仪器设备层出不穷，对护士配合操作的要求也越来越高。医师外出学习深造，从而熟练掌握先进技术，导致医护水平相差较大。医师对护士过高的要求和期待，也给手术室护士带来了较大挑战，使这种压力源日趋明显，不仅影响了护士的身心健康，也影响工作的效率及质量。

5. 人际关系复杂

手术室主要面临的是护患关系和医护关系。在护患关系中，护士面对的是不同文化程度和心理状态的手术患者，必须全身心投入应对。手术进行时，医护矛盾的发生率远远大于护患矛盾。手术室护士需要面对来自不同科室甚至不同医院的手术医生，由于每位术者的职位、习惯、技术均不同，若护士在手术中配合不到位，容易发生医护矛盾，特别是手术进行不顺利的时候，手术医生会变得烦躁、易怒，甚至会大声训斥护士，摔丢器械，年轻护士往往因此产生恐惧、自卑、委屈感，操作上更加手忙脚乱或不知所措，由此激化矛盾。

6. 担心医疗差错、事故的发生

手术室工作具有高风险性，易造成护士精神长期高度紧张。手术室护士在工作中必须恪尽职守，精确细致，稍有疏忽即可能将纱布、缝针、器械等遗留在患者体腔内。违反无菌操作可能造成手术感染，直接威胁患者的生命。护理文书填写错误、手术病理标本遗失等都会直接导致护理差错、事故的发生。部分护士经常担心工作中出现差错，因而表现出使用药物时反复查对，手术器械反复清点等强迫症状。

二、手术室护士社会心理压力的应对措施

为改善手术室护士的心理压力，使其保持健康良好的心理状态去工作对手术室操作顺利进行十分重要。可采取多方面的措施减轻手术室护士的心理压力。

1. 领导加强重视

管理者要注重对护士的人文关怀及情感支持，力争改善护士的生活待遇，提升护士的社会地位。医院领导应充分考虑手术室护士工作特殊性，建立激励机制以提高其工作积极性，如增加晋升及外出学习的机会、提高工资待遇及福利等。护理部应定期组织护士开展心理健康知识的学习讨论，使其认识到压力对工作造成的影响，学会正确应对，并采用适当方法减轻工作压力。

2. 人性化管理

医院管理部门应严格把关岗位人选，由于手术室工作的特殊性，应选择心理素质稳定、人际关系处理能力良好的护士来从事手术室的护理工作；管理者能够从中协调，创造并保持一个良好的工作环境，使大家充分发挥各自的特长。护士长应合理搭配值班人员，尽可能给予护士足够的休息调节时间，有效缓解护士的身心疲惫。在手术排班时采取弹性方式，避免护士因过度疲劳对身体及工作效率产生不良影响。工作之余，鼓励护士们尽可能参加文体活动和社会活动，进行自我调节，有效缓解工作压力。

3. 关心手术室护士身心健康

手术室护士长应起到家长的作用，督促护士养成吃早餐的好习惯。护士应提前了解手术所需时间，手术前夜保证充足睡眠。大手术前吃高热量、高蛋白食物，不宜过多饮水，术后充分补充水分。巡回护士可轮流进餐，连台手术间隙可及时安排进餐。护士在工作之余要多参加体育锻炼，增强体质，放松身心，调整心态。当感到有不良情绪又

无法自行消除时，可以向家人和朋友倾诉，主动寻求心理支持，达到缓解压力的目的。

4. 努力提高自身专业素质

手术室护士要积极参加专业学习和继续教育，提高自身护理基础知识和技能。医院也要为手术室护士多提供进修深造的机会，不断提高素质，更好地配合医师工作。

5. 尝试建立术后致谢制度

在临床工作中，常有担任主刀的专家、教授在手术结束后向麻醉师、巡回护士、洗手护士诚恳致谢，虽然只有短短一句话，但是它传递的是对护士工作的认可和尊重，体现的是护士在手术过程中的价值和作用。手术后致谢制度的建立有助于提升手术室护士成就感，解除因自卑而引起的压力，调动其工作积极性。诚然，致谢制度的制定和实施必须得到医院领导的认可、支持以及手术医生的配合，才能使之常态化。

（高　蕊　吕晓娟）

附 录

手术清点记录

手术日期＿＿＿＿＿＿＿　科　　室＿＿＿＿＿＿＿　姓　　名＿＿＿＿＿＿＿

性　　别＿＿＿＿＿＿＿　年　　龄＿＿＿＿＿＿＿　住 院 号＿＿＿＿＿＿＿

术前诊断＿＿＿＿＿＿＿　手 术 者＿＿＿＿＿＿＿　手术名称＿＿＿＿＿＿＿

清点项目	术前清点	开台后加数	关体腔前核对	关体腔后核对
大纱巾				
显影纱布（大）				
显影纱布（小）				
胸垫				
纱球				
棉球				
脑棉				
纱条				
棉签				
阻断带				
阻断管				
花生米				
注射器				
针头				
普通缝针				
特殊缝针				

器械名称	术前清点	关体腔前核对	关体腔后核对
刀柄			
手术剪			
手术镊			
直血管钳			
弯血管钳			
直芽钳			
弯芽钳			
长弯钳			
胸科钳			
直角钳			
扁桃腺钳			
组织钳			
蚊式钳			
持针器			
布巾钳			
心耳钳			
大直角钳			
肺叶钳			
卵圆钳			
拉钩			
拉钩螺丝			
吸引器头			
刀片			
钢丝剪			
冰匙			

备注 _____

器械护士 _____　　接班护士 _____　　巡回护士 _____

接班护士 _____　　手术医生 _____

手术（骨科）清点记录

手术日期＿＿＿＿＿＿　　科　室＿＿＿＿＿＿　　姓　名＿＿＿＿＿＿
性　别＿＿＿＿＿＿　　年　龄＿＿＿＿＿＿　　住院号＿＿＿＿＿＿
术前诊断＿＿＿＿＿＿　手术者＿＿＿＿＿＿　手术名称＿＿＿＿＿＿

清点项目	术前清点	开台后加数	关体腔前核对	关体腔后核对
大纱巾				
显影纱布				
纱球				
棉球				
脑棉				
花生米				
注射器				
针头				
普通缝针				
特殊缝针				

器械名称	术前清点	关前核对	关后核对
刀柄			
手术剪			
手术镊			
直血管钳			
弯血管钳			
直芽钳			
长弯钳			
直角钳			
组织钳			

续表

器械名称	术前清点	关前核对	关后核对
蚊式钳			
持针器			
布巾钳			
双头肌钩			
甲状腺钩			
板状拉钩			
胫骨露钩			
神经拉钩			
半椎板拉钩			
单钩/螺丝			
颈椎拉钩/螺丝			
乳突牵开器/螺丝			
后颅凹牵开器/螺丝			
颈前路自动牵开器/螺丝			
棘突咬骨剪/螺丝			
棘突咬骨钳/螺丝			
椎板咬骨钳/螺丝			
方头咬骨钳/螺丝			
鹰嘴咬骨钳/螺丝			
侧方咬骨钳/螺丝			
髓核钳/螺丝			
钢丝剪			
骨锤			
骨刀/骨凿			
钢尺			
植骨棒			

续表

器械名称	术前清点	关前核对	关后核对
内六角改锥			
老虎钳			
神经剥离子			
骨膜剥离子			
刮匙			
吸引器头			
刀片			

备注_____

器械护士_____　　接班护士_____　　巡回护士_____

接班护士_____　　手术医生_____

手术（腔镜）清点记录

手术日期＿＿＿＿＿＿ 科　室＿＿＿＿＿＿ 姓　名＿＿＿＿＿＿

性　别＿＿＿＿＿＿ 年　龄＿＿＿＿＿＿ 住院号＿＿＿＿＿＿

术前诊断＿＿＿＿＿＿ 手术者＿＿＿＿＿＿ 手术名称＿＿＿＿＿＿

清点项目	术前清点	开台后加数	关体腔前核对	关体腔后核对
大纱巾				
显影纱布（大）				
显影纱布（小）				
胸垫				
纱球				
棉球				
脑棉				
纱条				
棉签				
阻断带				
阻断管				
花生米				
注射器				
针头				
普通缝针				
特殊缝针				

器械名称	术前清点	关体腔前核对	关体腔后核对
刀柄			
手术剪			
手术镊			
直血管钳			
弯血管钳			
直芽钳			
弯芽钳			
长弯钳			
胸科钳			
直角钳			
扁桃腺钳			
组织钳			
蚊式钳			
持针器			
布巾钳			
心耳钳			
大直角钳			
肺叶钳			
卵圆钳			
拉钩			
拉钩螺丝			
吸引器头			
刀片			
钢丝剪			
冰匙			

备注_____

器械护士_____ 接班护士_____ 巡回护士_____

接班护士_____ 手术医生_____

腔镜专用

器械名称	术前清点	关体腔前核对	关体腔后核对
提皮钳			
气腹针			
气腹针螺丝			
气腹管 + 金属接头			
Trocar 芯			
Trocar			
转换器			
套筒			
Trocar 小帽			
Trocar 螺丝			
Trocar 垫片			
钳芯 + 手柄			
剪芯 + 手柄			
吸引器			
针持			
钛夹钳			
可吸收夹钳			
双极钳			
Hem – o – lok 钳			
血管阻断钳			
血管夹			
百克钳			
电凝钩			
电凝铲			
电凝棒			

续表

器械名称	术前清点	关体腔前核对	关体腔后核对
穿刺针			
推结器			
扇形牵开器			
器械螺丝			
器械小帽			
单极线			
双极线			
举宫器			
子宫肌瘤粉粹器			
子宫肌瘤粉粹器小帽			
超声刀头＋垫片			
超声刀线			
超声刀扭力扳手			
Ligasure 5mm 腹腔镜闭合/切割器械			
Ligasure 5mm 钝头腹腔镜闭合/切割器械			
镜头			
纤维导光束			
摄像线			

（条形码粘贴处）

参考文献

[1] 张冬梅，胡小灵．手术室护士规范操作指南［M］．北京：中国医药科技出版社，2016．

[2] 李菊云，杨丽华，樊玲丽，等．226名护士对围术期患者压力性损伤的认知及预防行为现状［J］．护理学报，2017，24（18）：48－52．

[3] 丁淑贞，么莉．实用洁净手术部护理管理［M］．北京：中国协和医科大学出版社，2016．

[4] 魏革，刘苏君．手术室护理学［M］·3版．北京：人民军医出版社，2014．

[5] 任广芝．女患者导尿术体位摆放的改进［J］，护理学杂志，2009，14（2）：46－47．

[6] 詹藜藜．手术室护士压力源分析及应对措施研究进展［J］．护理实践与研究，2015，12（2）：18－20．

[7] 孙育红．手术室护理操作指南［M］．北京：人民军医出版社，2013．

[8] 金涛．电动手术床的维修与保养［J］．天津：医疗卫生装备，2010，31（10）：144－146．

[9] 柳强．手术无影灯的维护体会［J］．医疗装备，2004，10，61．

[10] 余奎，林国庆，曲哲等．高频电刀使用中的安全与防护［J］．天津：医疗卫生装备，2008，29（2）：96－99．

[11] 郭莉．手术室护理实践指南（2018年版）［M］．北京：人民卫生出版社，2018．

[12] 何丽，李丽霞，徐淑娟．手术室护理规范化管理与教学［M］．北京：人民军医出版社，2014．

[13] 于春霞，翁志凤，尹恩静．手术室护士的职业危害因素及防护进展 [J]．当代护士（下旬刊），2017，5：20 - 22.

[14] 杨美玲，李国宏．手术室护士分级培训指南 [M]．南京：东南大学出版社，2016.

[15] 王筱君．手术室新入职护士成年男性导尿规范化培训实践与效果 [J]，护理管理杂志，2016，16（10）：710 - 711.